Karger

U0816438

世图医学

# 简明实体瘤分子图谱

## FAST FACTS：MOLECULAR PROFILING IN SOLID TUMORS


[加]帕尼特·奇马
Parneet Cheema

[西]埃琳娜·加拉尔达
Elena Garralda

[加]布兰登·S.谢菲尔德
Brandon S.Sheffield

[意]帕斯夸莱·皮萨皮亚
Pasquale Pisapia

著

王红霞 陈 磊 主 译 王红阳 主 审



中国出版集团有限公司

世界图书出版公司
上海 西安 北京 广州

**图书在版编目（CIP）数据**

简明实体瘤分子图谱 / (加) 帕尼特 · 奇马等著 ; 王红霞, 陈磊译. -- 上海 : 上海世界图书出版公司, 2025. 6. -- ISBN 978-7-5232-2209-6

Ⅰ. R730.43-64

中国国家版本馆CIP数据核字第2025KL9006号

Fast Facts: Molecular Profiling in Solid Tumors
By: Parneet Cheema, Elena Garralda, Brandon S. Sheffield, Pasquale Pisapia
DOI: https://doi.org/10.1159/isbn.978-3-318-07212-9
ISBN (print): 978-3-318-07075-0

# 主译简介

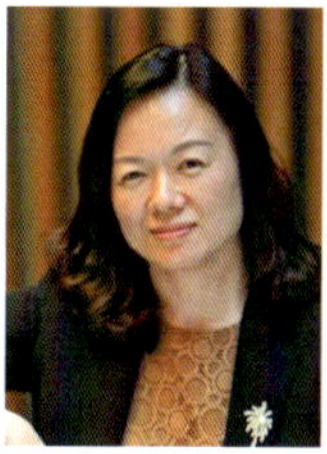

**王红霞**

教授，主任医师，博士生导师

国家杰出青年科学基金获得者，国家重点研发计划首席。复旦大学附属肿瘤医院大内科主任，Ⅰ期临床研究病房主任，细胞与基因治疗中心主任，长期致力于乳腺癌与多种复发转移性肿瘤的精准诊治及转化研究。

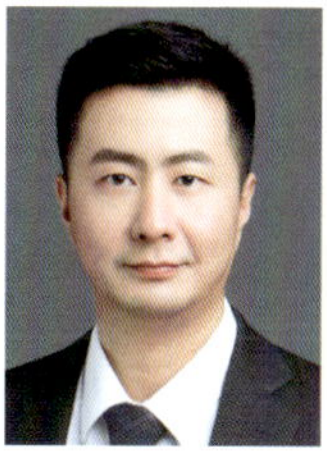

**陈　磊**

研究员，博士生导师

国家杰出青年科学基金获得者。海军军医大学国家肝癌科学中心细胞信号转导研究室主任，长期致力于肝胆恶性肿瘤发生发展及耐药分子机理的基础和转化研究。

# 译者名单


**主　审**　王红阳

**主　译**　王红霞　陈　磊

**副主译**　付　静　陈健华

**译　者**　王红阳　海军军医大学第三附属医院

王红霞　复旦大学附属肿瘤医院

陈　磊　海军军医大学国家肝癌科学中心

付　静　海军军医大学国家肝癌科学中心

陈健华　复旦大学附属肿瘤医院

黄文华　海军军医大学国家肝癌科学中心

王　珊　海军军医大学国家肝癌科学中心

程　进　上海交通大学医学院附属第一人民医院

陈　雪　上海交通大学医学院附属第一人民医院

胡玢婕　上海交通大学医学院附属第一人民医院

谢剑竹　上海交通大学医学院附属第一人民医院

匡牧宇　复旦大学附属肿瘤医院

石园园　复旦大学附属肿瘤医院

曹　君　复旦大学附属肿瘤医院

余　波　复旦大学附属肿瘤医院

# 译者序

近年来，肿瘤治疗领域经历了革命性突破，靶向治疗开启了癌症精准医疗的新纪元。随着分子生物学技术的飞速发展，肿瘤分子图谱的构建与分析已成为个体化诊疗的核心工具。然而，如何在临床实践中高效应用分子信息、正确解读复杂数据，仍是全球肿瘤医生面临的共同挑战。

《简明实体瘤分子图谱》原著系统梳理了实体瘤分子分析的核心理论与实用策略，内容涵盖检测技术原理、样本采集规范、报告解读要点、患者沟通技巧等关键环节。书中不仅凝聚了国际权威专家的临床智慧，更直面分子诊疗落地中的实际难题——从检测方法的选择到区域医疗的差异，从快速迭代的知识更新到医患共识的建立，均提供了具有参考价值的解决方案。

作为译者，我们深知此书的价值所在。一方面，靶向治疗与分子诊断的进展日新月异，但中文领域尚缺乏兼顾前沿性与实用性的参考资料；另一方面，全球医疗体系存在差异，如何将国际经验与国内实践相结合，是翻译过程中尤为重视的环节。为此，我们在保留原著科学严谨性的同时，对术语表述、检测流程及临床案例进行了适当调整，力求使内容更贴合国内的实际需求。

本书的翻译工作由肿瘤学、分子生物学及临床医学领域的多位专家共同完成。我们特别感谢原作者的学术洞见，为中文读者搭建了一座连接基础研究与临床实践的桥梁。同时，也诚挚感谢审校团队在专业术语校准与逻辑连贯性上的细致工作，以及出版社在跨学科协作中的高效支持。

本书适用于肿瘤科医师、病理学家、医学研究人员及相关专业学生。我们期待它能为临床决策提供科学依据，为医患沟通增添信心，更希望以此为契机，推动分子诊疗技术在中国肿瘤防治中的规范应用与创新发展。愿这本译著成为一盏微灯，照亮更多从业者在精准医疗道路上的探索与实践。

王红霞　陈　磊

2025年3月26日

# 作者简介


## 帕尼特·奇马（Parneet Cheema）

医学博士、生物技术硕士、加拿大皇家内科医师学院院士

多伦多大学副教授

加拿大多伦多威廉-奥斯勒医疗系统肿瘤学医学主任

## 埃琳娜·加拉尔达（Elena Garralda）

医学博士

肿瘤分子治疗研究中心主任

西班牙巴塞罗那瓦尔德希伯伦肿瘤研究所

## 布兰登·S.谢菲尔德（Brandon S. Sheffield）

医学博士

解剖与分子病理学家

加拿大多伦多威廉-奥斯勒医疗系统检验医学科

## 帕斯夸莱·皮萨皮亚（Pasquale Pisapia）

医学博士

解剖病理学专家

意大利那不勒斯费德里科二世大学公共卫生系

# 前　言

20世纪70年代，第一种癌症靶向疗法雌激素受体阻断剂他莫昔芬疗法获批乳腺癌治疗[1,2]。而2001年是癌症治疗的一个重要转折点，当年批准了第一种酪氨酸激酶抑制剂伊马替尼，它通过靶向BCR-ABL1和c-KIT来治疗慢性骨髓性白血病和胃肠道间质瘤[3]。这一批准标志着抗癌药物的开发进入了新的时代，越来越多的靶向疗法获批并更广泛地应用于癌症治疗[4]。

在靶向治疗过程中，通过分子图谱分析确定肿瘤特异性分子变异至关重要。患者携带的特定肿瘤基因突变能够提供疾病的预测和预后信息，可据此制定个性化的治疗方案，提高疗效并减少无效治疗。所有诊疗的医生都需要知道应该进行什么基因组检测以及何时进行检测，然后正确解释检测结果，这样才能在信息充分的情况下做出适合患者个性化治疗的决定。然而，不是所有医生都有信心正确使用基因组检测[5,6]。由于靶向疗法获批数量的增加和分子图谱分析方法的快速发展，医生很难跟上最新的医学进展，而已有的大量信息也需要了解。本书提供了关于体细胞分子图谱分析方法的基础知识，在日常实践中使用分子图谱分析需注意的关键信息，以及如何与患者沟通分子图谱分析检测及其结果的建议。

需要注意的是，不同国家的医疗体系和分子图谱分析检测的实施情况大不相同，还需根据当地的具体情况整合相关的信息和医疗建议。本书分享了作者们的经验知识，可作为在实体瘤治疗中了解和使用分子图谱分析的起点。

## 参考文献


1. Jordan CV. Tamoxifen: a most unlikely pioneering medicine. *Nature Rev Drug Disc* 2003; 2: 205−213.
2. Yan L, Rosen N, Arteaga C. Targeted cancer therapies. *Chin J Cancer* 2011; 30: 1−4.
3. Savage DG, Antman KH. Imatinib mesylate − a new oral targeted therapy. *N Engl J Med* 2002; 346: 683−693.
4. Zhong L, Li Y, Xiong L et al. Small molecules in targeted cancer therapy: advances, challenges, and future perspectives. *Signal Transduct Target Ther* 2021; 6: 201−249.
5. Schwartzberg L, Kim ES, Liu D et al. Precision oncology: what, when, and when not? *Am Soc Clin Oncol Educ Book* 2018; 37: 160−169.
6. Singh BP, Britton SL, Prins P et al. Molecular profiling (MP) for malignancies: knowledge gaps and variable practice patterns among United States oncologists. *J Clin Oncol* 2019; 37(15_suppl): 10510.

# 缩略词表

**AMP**（Association for Molecular Pathology）：分子病理学协会

**ASCO**（American Society of Clinical Oncology）：美国临床肿瘤学会

**CAP**（College of American Pathologists）：美国病理学家学会

**cfDNA**（cell-free DNA）：游离 DNA

**CNS**（central nervous system）：中枢神经系统

**CT**（computed tomography）：计算机断层扫描

**ctDNA**（circulating tumor-derived DNA）：循环肿瘤衍生 DNA

**dMMR**（mismatch repair deficiency）：错配修复缺陷

**DNA**（deoxyribonucleic acid）：脱氧核糖核酸

**EDTA**（ethylenediaminetetraacetic acid）：乙二胺四乙酸

**EORTC**（European Organisation for Research and Treatment of Cancer）：欧洲癌症研究和治疗组织

**ESCAT**（ESMO Scale for Clinical Actionability of molecular Targets）：ESMO 分子靶点临床可操作性量表

**ESMO**（European Society for Medical Oncology）：欧洲肿瘤内科学会

**FDA**（US Food and Drug Administration）：美国食品药品管理局

**FFPE**（formalin-fixed paraffinembedded）：福尔马林固定石蜡包埋

**FISH**（fluorescence in situ hybridization）：荧光原位杂交

**HGVS**（Human Genome Variation Society）：人类基因组变异协会

**HRR**（homologous recombination repair）：同源重组修复

**IASLC**（International Association for the Study of Lung Cancer）：国际肺癌研究协会

**ICC**（immunocytochemistry）：免疫细胞化学

**IHC**（immunohistochemistry）：免疫组织化学

**InDel**（insertion-deletion variant）：插入-缺失变异

**ISCN**（International System of Human Cytogenetic Nomenclature）：国际人类细胞遗传命名系统

**JCR**［Joint Consensus Recommendation（AMP, ASCO and CAP）］：联合共识建议（AMP、ASCO 和 CAP）

**mCRPC**（metastatic castration-resistant prostate cancer）：转移性去势抵抗性前列腺癌

**MDT**（multidisciplinary team）：多学科团队

**MRD**（minimal residual disease）：微小残留病灶

**MSI-H**（microsatellite instability-high）：微卫星高不稳定性

**MTB**（molecular tumor board）：分子肿瘤委员会

**NCCN**（National Comprehensive Cancer Network）：国家综合癌症网络

**NGS**（next-generation sequencing）：新一代测序

**NSCLC**（non-small-cell lung cancer）：非小细胞肺癌

**OS**（overall survival）：总生存期

**PCR**（polymerase chain reaction）：聚合酶链反应

**PD-L1**（programmed cell death ligand 1）：程序性细胞死亡配体 1

**RNA**（ribonucleic acid）：核糖核酸

**RT-PCR**（reverse transcription-polymerase chain reaction）：反转录聚合酶链反应

**SNV**（single nucleotide variant）：单核苷酸变异

**SPECTA**（Screening Patients for Efficient Clinical Trial Access）：高效临床试验患者筛查

**TKI**（tyrosine kinase inhibitor）：酪氨酸激酶抑制剂

**TMB**（tumor mutation burden）：肿瘤突变负荷

**WES**（whole exome sequencing）：全外显子组测序

**WGS**（whole genome sequencing）：全基因组测序

# 目　录

# 1 分子图谱分析：基础知识

肿瘤学中的分子图谱分析，通常是指对组织样本或生物流体（血清、血浆、尿液等）进行检测，目的是确定肿瘤特异性分子改变（即，生物标志物状态），从而提供独特的“遗传特征”[1]。

## 分子图谱分析的目的

### 既定应用

截至2022年，越来越多的生物标志物（将在下文中讨论）可通过分子图谱鉴定出来，主要用于辅助诊断、推动适当的靶向治疗、确定患者是否符合临床试验条件、告知疾病进展和预后或衡量治疗反应。

**靶向疗法的患者分层** 将分子改变与靶向疗法相匹配可改善临床疗效，并已成为乳腺癌、肺癌、黑色素瘤和结直肠癌等多种实体瘤的治疗标准（病例研究1.1）。

**病程预后** 肿瘤亚型的精确分类与已知的疾病进展和预后相关，可为治疗计划和姑息治疗提供依据（病例研究1.2）。

**衡量对化疗或免疫疗法的反应** 根据存在的生物标志物，可以预测无应答性或抗药性的发展，从而最大限度地减少无效治疗的使用（病例研究1.3）。

### 新兴应用

包括检测微小残留病灶（minimal residual disease，MRD）和早期检测非侵袭性疾病。

**监测微小残留病灶** 治疗后残留在体内的耐药癌细胞会引起疾病复发。由于它们的数量通常有限，因此通过组织学或成像等传统方法可能很难检测到衍生的癌症病灶。相反，最近有证据表明，分子图谱分析优于传统方法，可在临床复发前几个月检测

### 病例研究1.1 针对转移性结肠癌靶向疗法的患者分层[2]

| | |
|---|---|
| 病例描述 | 患者女性，49岁，有结肠癌治疗史。主诉躺下时感到喘息。胸部X线片显示右肺有一个巨大病灶。胸部CT显示右肺肿块侵犯下叶支气管（肺动脉存疑）。肺部活检的IHC结果提示：CK20和CDX2表达阳性，TTF－1和CK7表达阴性，病理诊断考虑为转移性结肠癌。 |
| 分子图谱分析 | 由于没有足够的组织活检材料作进一步分析，因此对液体活检的ctDNA进行了NGS分析。结果显示，*APC*、*NOTCH1*和*TP53*发生突变，而*KRAS*为野生型。 |
| 采取的措施 | 该患者被认为更适合抗EGFR治疗，并接受了西妥昔单抗治疗。请注意，*APC*和*TP53*的双基因突变特征可预测抗EGFR治疗的敏感性，而*KRAS*突变的患者则不太可能从抗EGFR治疗中获益[3]。 |

CT（computed tomography）：计算机断层扫描；IHC（immunohistochemistry）：免疫组织化学；CK7、CK20（cytokeratin 7、cytokeratin 20）：细胞角蛋白7、细胞角蛋白20；CDX2（caudal-type homeobox 2 transcription factor）：尾状型同源框2转录因子；TTF－1（thyroid transcription factor 1）：甲状腺转录因子1；ctDNA（circulating tumor-derived DNA）：循环肿瘤衍生DNA；DNA（deoxyribonucleic acid）：脱氧核糖核酸；NGS（next-generation sequencing）：新一代测序；EGFR（epidermal growth factor receptor）：表皮生长因子受体。

### 病例研究1.2 结直肠癌预后不良[4]

| | |
|---|---|
| 病例描述 | 患者女性，68岁，以下腹坠胀和大便带血起病，结肠镜检查可见一蕈状型伴出血、狭窄的肿块。她接受了手术治疗（结肠切除术和脾切除术）和辅助化疗。术后2年，行全身CT检查显示肝占位性病变。经组织学病理活检确诊为转移性结直肠癌。 |
| 分子图谱分析 | 焦磷酸测序结果显示，肝转移灶中的*KRAS*和*BRAF*突变阳性，原发灶中*BRAF* p.V600E突变阳性。 |
| 采取的措施 | *KRAS*突变表明该患者不适合抗EGFR治疗，同时*BRAF*突变提示疾病侵袭性强，预后较差。<br>由于没有合适的靶向治疗，因此为该患者制定了化疗方案，并将根据疗效评价指导进一步的治疗。 |

病例研究 1.3　结肠癌化疗

| | |
|---|---|
| 病例描述 | 患者男性，69 岁，因排便习惯改变、腹痛和腹胀就诊。结肠镜检查显示左结肠远端见一 4 cm 大的肿块。活检病理示腺癌。全身 CT 检查显示肝脏多发转移灶。 |
| 分子图谱分析 | NGS 检测显示肿瘤原发灶存在 *KRAS* 外显子 2 p.G12V 点突变，血浆 ctDNA 的 NGS 检测结果也证实了这一点。 |
| 采取的措施 | 患者接受了传统化疗方案和 VEGF 抑制剂的治疗。肿瘤专家通过评估定期监测的连续液体活检结果来进行化疗方案的疗效评价。 |
| 治疗结果 | 研究发现，化疗疗效与 *KRAS* 外显子 2 p.G12V 突变的等位基因片段减少有关。 |

VEGF（vascular endothelial growth factor）：血管内皮生长因子。

到癌细胞。对小群癌细胞或 ctDNA（从肿瘤细胞释放到血液中的 DNA 片段）的高灵敏度探测使肿瘤学家能够确定癌症是否已被根除、监测缓解状态并检测复发[5]（病例研究 1.4）。

病例研究 1.4　MRD 监测

| | |
|---|---|
| 病例描述 | 患者女性，72 岁，因呼吸困难就诊，既往无吸烟史。胸部 CT 检查显示右肺下叶肿块，并通过 CT 引导下的细针穿刺确诊为肺腺癌。 |
| 分子图谱分析 | 活检组织的 NGS 检测发现 *EGFR* 外显子 19（p.E746_A750 缺失；等位基因比例为 20%）。 |
| 采取的措施 | 患者初始接受第一代 EGFR-TKI 吉非替尼治疗。在治疗过程中连续采集血样，并从血浆中提取 ctDNA 进行分析，以便根据突变等位基因部分的减少情况跟踪疗效。 |
| 治疗结果 | 当循环肿瘤等位基因分数增加且出现新的 *EGFR* 突变时（外显子 20 p.T790M），预示病情复发。当时，患者接受了第三代 EGFR-TKI 奥希替尼治疗。 |

EGFR-TKI（epidermal growth factor receptor-tyrosine kinase inhibitor）：表皮生长因子受体-酪氨酸激酶抑制剂。

## 早期无创检测

根据肿瘤类型的不同，可以通过液体活检来确定与癌症相关的生物标志物（见第39～41页）。结直肠癌可能是这种应用最成熟的例子（病例研究1.5）。

病例研究1.5　结直肠癌的早期发现

| | |
|---|---|
| 病例描述 | 患者男性，40岁，粪便免疫化学检验呈阳性，有结肠癌家族史。 |
| 分子图谱分析 | 通过RT－PCR分析从血液样本中提取的ctDNA，结果显示：*KRAS*外显子2 p.G12D突变。 |
| 采取的措施 | 结肠镜检查发现左半结肠有息肉样病变。 |
| 治疗结果 | 对病变进行形态学检测，诊断为进展期结直肠腺瘤，伴癌变。 |

RT－PCR（reverse transcription-polymerase chain reaction）：反转录聚合酶链反应。

## 体细胞突变与种系突变

基因突变可以是遗传的，也可以在人的一生中发生。它们发生在不同类型的细胞中：生殖细胞或体细胞。

### 种系突变

种系突变发生在种系（生殖）细胞中，然后遗传到任何后代的每个细胞的DNA中。几种已知的种系突变与患癌风险增加有关，包括乳腺癌、卵巢癌、胰腺癌、前列腺癌、结直肠癌和子宫内膜癌等多种癌症。种系突变检测用于诊断几种遗传综合征，包括林奇综合征、遗传性乳腺癌和卵巢癌综合征，它们往往和发生肿瘤的风险增加相关。

### 体细胞突变

体细胞突变可发生于人的一生，是细胞分裂或暴露于DNA损伤的物质时发生的错误。大多数与癌症有关的DNA变异都发生在体细胞（任何非生殖细胞）中。它们存在于肿瘤组织，不会遗传给后代。然而，癌症在涉及的细胞类型和不同细胞亚群的基因构成方面具有显著的异质性。影响特定癌细胞生存和增殖能力的突变，被称为驱动突变。这些突变可能是致癌基因中的激活突变，也可能是抑癌基因中的失活突变。其他在活跃分裂的癌细胞中随机积累，但不带来肿瘤生长优势的突变，被称为客体突变[6]。

## 分子改变的类型

分子检测中分析的改变涵盖各种生物大分子类型和变化，包括单个基因的点突变、染色体重排和小的DNA改变[7]。举例见下。

### 染色体重排

染色体重排涉及染色体结构的改变，通常被称为结构变异。部分染色体（约≥1 000碱基对）可能会重新排列，导致易位、倒位、插入或缺失等大的DNA结构变异。DNA片段之间的交换（易位）是指在2个非同源染色体区域之间的插入/复制和缺失可导致基因融合，使2个独立的基因合并在一起。插入/复制和缺失会增加或减少基因的拷贝数，由此产生的改变被称为拷贝数变异（图1.1）。这些结构变化的影响取决于变化的大小和位置，以及是否打断了基因编码序列。

**常用检测方法**　核型分析、IHC、荧光原位杂交（fluorescence

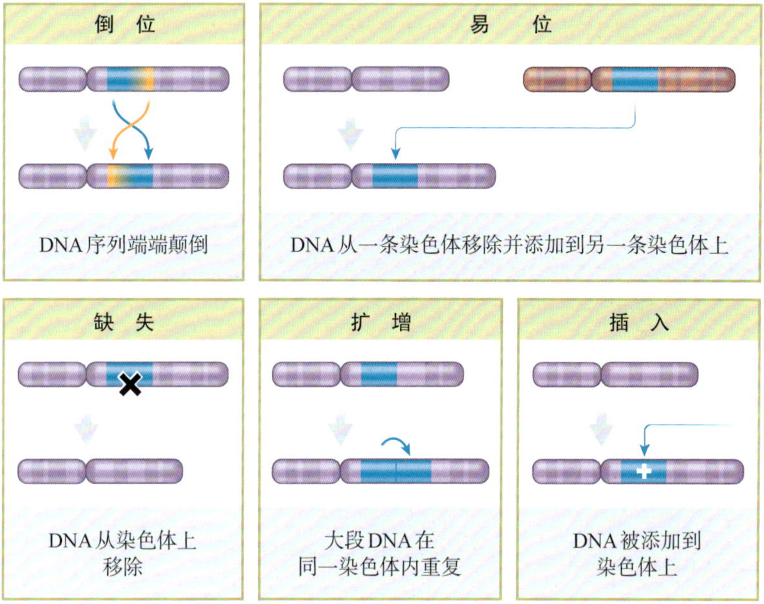


图1.1　大段DNA的重排、缺失和插入/复制导致染色体异常

in situ hybridization，FISH）、染色体微阵列、RT-PCR和NGS。

**举例**　费城染色体（*BCR-ABL1*融合基因）、*ALK*基因融合、*ERBB2*（*HER2*）扩增、*ROS1*基因融合、*RET*基因融合和*NTRK1*、*NTRK2*、*NTRK3*基因融合。

## 小的DNA改变

基因核苷酸序列的改变（突变）可能导致改变细胞功能的异常蛋白质的表达。这些序列改变可直接在组织样本的DNA、核糖核酸（ribonucleic acid，RNA）或蛋白质中检测到。序列改变可以作为有用的生物标志物，包括单核苷酸变异（single nucleotide variant，SNV），其中一个核苷酸（A、T、G或C）发生了交换，插入新的核苷酸，或完全缺失和插入一系列的核苷酸。核苷酸插入–缺失变异（insertion-deletion variant，InDel）是核苷酸缺失和获得的组合（图 1.2）。

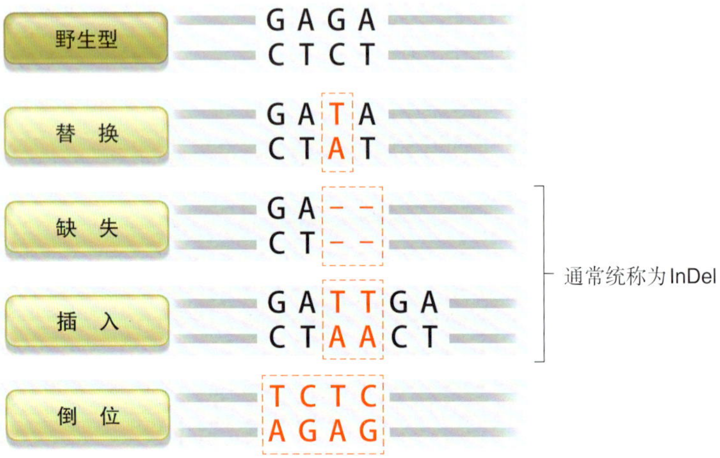


图 1.2 基因突变的类型

基因突变会导致基因表达紊乱或蛋白质序列改变。

**常用检测方法** 桑格测序、NGS、聚合酶链反应（polymerase chain reaction，PCR）、FISH、IHC、微阵列分析、片段分析。

**举例** *EGFR*、*BRAF*、*MET*。

## 用于鉴定分子改变的技术

表 1.1 和图 1.3 对分子图谱分析中使用的技术进行了总结。

### 核型分析

核型分析是对染色体进行染色和配对，以确定染色体是否

表 1.1 分子剖析常用技术的特点[8-10]

| | 结构 | 融合 | CNVs | SNVs | InDels | 反常 | 转位 | 蛋白质 | 分辨率[†] |
|---|---|---|---|---|---|---|---|---|---|
| 核型分析 | √ | √ | | | | √ | √ | | 非常低 |
| IHC 和 ICC | √ | | √ | | | | | √ | 低 |
| FISH | | √ | √ | | | | √ | | 低 |
| 基于 PCR 的检测[*] | | √ | | √ | √ | | | | 非常高 |
| 焦磷酸测序 | | | | √ | √ | | | | 非常高 |
| 桑格测序 | | | | √ | √ | | | | 非常高 |
| NGS | √ | √ | √ | √ | √ | √ | √ | | 非常高 |

* 定量 PCR、RT-PCR、片段分析、数字 PCR、等位基因特异性 PCR。
† 核型分析的分辨率为 5 ～ 10 兆碱基对（Mb），而第三代 NGS 的读取长度可超过 10 千碱基对（kb）。
CNVs（copy number variants）：拷贝数变异；ICC（immunocytochemistry）：免疫细胞化学。

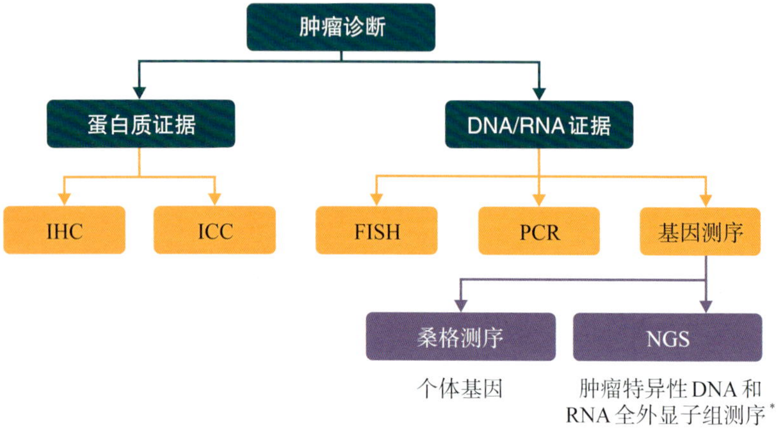


图 1.3　用于检测基于蛋白质和基因的癌症生物标志物的技术摘要

* 通常不用于常规临床检测；用于研究环境。

异常，是最早用于分子图谱分析的技术之一。在传统的核型分析中，吉氏染色法用于突出凝集的染色体上腺嘌呤-胸腺嘧啶结合的区域，这就形成了独特的条带模式（G-条带），通过这种模式可以识别染色体的种类以及染色体内的异常。核型分析的分辨率是对可见条带数量的衡量，其分辨率限制在 5 ～ 10 兆碱基对[兆碱基是指核酸的长度，相当于 100 万个核苷酸（DNA 的 200 万个碱基对）]。因此，核型分析大多已被更新的技术所取代，在现代分子病理学实验室中已很少使用。

## IHC 或 ICC

IHC 或 ICC 方法是利用高度特异性和灵敏性的探针，这些探针可与细胞内的目标分子结合，并使其可视化。组织样本或细胞样本与特定蛋白质的抗体杂交孵育，然后通过探针检测任何结合的抗体，探针会发出可检测的信号。

## FISH

FISH使用荧光探针靶向与细胞遗传物质特定区域互补的DNA或RNA序列。荧光探针被设计成与已知的基因改变区域结合，如易位、倒位、缺失和重复（见图1.1），以便用荧光显微镜在细胞中观察到。

## 基于PCR的检测方法

该方法通过DNA模板与称为引物的短互补DNA探针结合，产生多份感兴趣的DNA区域（扩增）。扩增后的DNA可以与染料结合，新产生的DNA链以不断增强的信号形式被检测出来。RT-PCR是PCR的扩展，可以检测RNA，从而评估基因的表达。这里的PCR发生在逆转录酶将RNA转化为互补DNA这一步之后。

在某些基于PCR的检测中，引物与已知的突变互补。因此，只有这种突变才会触发信号，其他基于PCR的检测方法以DNA中已知经常发生突变的区域（即所谓的热点）为目标，并揭示目标相关区域内可能发生的任何突变。基于PCR的检测方法还可用于检测插入或缺失导致的DNA相关区域长度的差异。这些差异可通过片段分析进行评估，即扩增的DNA在电泳凝胶上按照大小被分离开。RT-PCR常用于检测基因融合。

## 基因测序

大多数基因测序方法——桑格测序、焦磷酸测序、NGS——都是基于被研究DNA的拷贝的合成，并监测随着新DNA链延伸而添加的核苷酸种类。不过，它们在检测添加核苷酸的方式上有所不同。桑格测序是第一种实用的DNA测序方法，经过多次改进，至今仍在使用[11]。然而，桑格测序一次只能对一个DNA片段进行测序，NGS每次运行可同时对数百万个DNA片段进行测序，测序速度快，成本效益相对较高。

NGS具有检测与分子图谱分析相关的全部基因改变的潜力。它还可以检测一个或一组选定的基因，检查基因组所有蛋白编码区的变化［全外显子组测序（whole exome sequencing，WES）］或捕捉患者基因构成的整个序列［全基因组测序（whole genome sequencing，WGS）］。

NGS的一个重要优势是，它能检测出不可预见的基因畸变，因为它能描述完整的选定DNA片段的延伸。与PCR的检测方法不同，NGS检测的是所选DNA片段的序列。然而，NGS面临的一个持续挑战是难以解读潜在的大量输出数据[12]。

**NGS的目标富集方法**　有2种不同的方法可用于富集NGS感兴趣区域：基于扩增片段的测序和基于杂交捕获的测序。

基于扩增片段的测序依赖于PCR引物扩增感兴趣的区域，并产生被称为扩增子的DNA片段。感兴趣的DNA区域的拷贝数增加，可在测序过程中进行高信号特异性检测（即扩增）。一般来说，这种富集方法比任何基于杂交的方法都更快（3～6 h）、更简单、更便宜，所需的DNA输入量也更低。它的特异性高，可实现深度测序覆盖。因此，它主要适用于特定基因组区域的快速基因组集（panel）检测。这种方法的缺点是可能会在测序前引入PCR错误，某些区域可能会被优先扩增，导致数据覆盖不均匀。特定的生物信息学处理以及包含分子条形码引入的湿实验室方法可以有效克服这一潜在问题。

基于杂交捕获的测序依赖于长的生物素化标记的寡核苷酸探针（称为诱饵）与片段DNA文库杂交，并与它们的互补序列结合，然后加入链霉亲和素珠子，与探针结合，使未结合的DNA被洗去，从而捕获目标序列。

杂交捕获既可以在溶液中进行，也可以在固体基质（如微阵列）上进行。与通常需要费力的湿实验的基于扩增片段的测序相比，这种方法需要更多的DNA输入量，但它是WES和WGS的首选方法。

## NGS与传统分析方法的比较

过去5年，NGS在分子图谱分析中的应用在临床环境中获得了相当大的发展，以前几乎仅局限于基础研究[13, 14]。比如MOSCATO-01和ProfiLER-01的研究，检测了基于测序的方法在临床环境中进行常规分子图谱分析的可行性及其对临床结果的影响。这些研究分析表明，35%～50%的受检患者携带至少一种临床相关的改变[15-17]。尽管在各种临床适应证中推广应用NGS是不太可能在每个地方贯彻执行的，但广泛鉴定肿瘤特征的优点促进NGS适用于各种情况。这一优势也适用于大型中心医院以外的环境。一项研究对社区肿瘤网络中基于NGS的分子图谱分析的价值进行了考察，得出了类似的结论[18]。

从历史上看，NGS的成本一直是其广泛应用于常规患者检测的主要障碍之一。然而，现在很明显的是，如果检测量合适（通常每年400个样本），基于NGS的靶向panel检测可以替代连续的单个生物标志物检测，从而节省成本[19, 20]。降低基于NGS分析成本的另一种方法是使用聚焦型panel，其可仔细检查选定的基因并优化样本的批量运行[21]。这一检测成本的突破已使NGS成为许多医疗系统首选的肺癌和结肠癌分析方法，并有可能在未来10年内用于其他适应证。随着现代平台整合前端样本制备和使用测序仪进行后端数据分析的技术发展，基于NGS的分子图谱分析的价格有望进一步下降。

最后，在考虑成本效益的同时，通过NGS进行生物标志物检测可以避免治疗中的错配，这一点同样重要。在病程早期进行分子图谱分析可为最佳治疗排序提供信息，并将潜在毒性降至最低。例如，在晚期非小细胞肺癌（non-small-cell lung cancer，NSCLC）中同时或连续使用免疫检查点抑制剂和酪氨酸激酶抑制剂（tyrosine kinase inhibitor，TKI）已引发了严重的毒性问题[22]。目前，分子图谱分析在所有Ⅲ期NSCLC中并不是常规进行的，以至于潜在的靶向生物标志物直到病程后期才被发现，从而导致在免疫疗法后连续使用TKI疗法。随着更多靶向疗法的出现，尤其是针对不常见分子的靶向疗法出现异常时，肿瘤学家需要牢记同时和连续治疗的潜在毒性。及时、全面的分子图谱可让肿瘤学家全面了解相关基因变异的概况，使他们能够在充分知情的情况下做出治疗决策（病例研究1.6）。

**病例研究1.6　连续分子检测后重新考虑治疗方案**

| | |
|---|---|
| 病例描述 | 患者男性，60岁，无吸烟史，确诊为晚期腺癌型NSCLC。 |
| 分子图谱分析 | 首先进行的是单基因检测。<br>*EGFR*（PCR）：阴性；<br>*ALK*（FISH）：阴性；<br>PD−L1（IHC）：>50%。 |
| 采取的措施 | 患者接受了免疫治疗和化疗。 |
| 分子图谱分析 | 通过NGS进行了第二次分析，结果显示该患者在*EGFR*外显子19 p.G719C中存在罕见的单核苷酸置换突变。 |
| 采取的措施 | *EGFR*外显子19 p.G719C是一种已知的敏化突变，对第二代EGFR−TKI的治疗反应更好[23]。因此，患者转为接受阿法替尼治疗，并密切监测不良反应（参见文中关于免疫疗法后连续使用TKI疗法以及潜在严重毒性的内容）[22]。 |

PD−L1（programmed cell death ligand 1）：程序性细胞死亡配体1。

## 本章要点

- 可在染色体、蛋白质、RNA或DNA水平检测到与癌症发展相关的变异。它们可能涉及大的染色体重排（如易位、缺失、插入），也可能涉及更细微的突变，如SNV和小的InDel。
- 影响癌细胞存活和增殖能力的突变被称为驱动突变，有别于在不断发展的肿瘤中积累，但不会导致肿瘤生长或扩散的客体突变。
- 体细胞突变可发生于人的一生，是细胞分裂或暴露于DNA损伤物质时发生的错误。种系突变发生在种系（生殖）细胞中，然后传递到后代每个细胞的DNA中。这2种类型的突变对肿瘤的发展都很重要，可通过分子图谱分析来确定其特征。
- 分子图谱分析是根据DNA或RNA或蛋白质表达的变化对组织样本或生物流体进行分析和分类。
- 分子图谱分析的目的包括确定接受靶向治疗的患者、预测病程、监测疗效、早期检测和癌症风险评估以及监测MRD。
- 核型分析、IHC/ICC、FISH、基于PCR的检测和测序技术都是有效的分子图谱分析方法。测序技术具有最高的分辨率，可探测单个核苷酸的变化，而NGS可实现最高的测序通量，同时对数百万个DNA片段进行测序。
- 及时、全面的分子图谱分析可为肿瘤学家提供相关基因变异的完整概述，使他们能够优化治疗排序，最大限度地减少潜在毒性。

## 参考文献


1. Malone ER, Oliva M, Sabatini PJB et al. Molecular profiling for precision cancer therapies. *Genome Med* 2020; 12: 8.
2. Underwood JJ, Quadri RS, Kalva SP et al. Liquid biopsy for cancer: review and implications for the radiologist. *Radiol* 2020; 294: 5−17.
3. Thota R, Yang M, Pflieger L et al. *APC* and *TP53* mutations predict cetuximab sensitivity across consensus molecular subtypes. *Cancers (Basel)* 2021; 13: 5394.
4. Cafiero C, Re A, D'Amato G et al. *KRAS* and *BRAF* concomitant mutations in a patient with metastatic colon adenocarcinoma: an interesting case report. *Case Rep Oncol* 2020; 13: 595−600.
5. Peng Y, Mei W, Ma K, Zeng C. Circulating tumor DNA and minimal residual disease (MRD) in solid tumors: current horizons and future perspectives. *Front Oncol* 2021; 11: 763790.
6. Stratton MR, Campbell PJ, Futreal PA. The cancer genome. *Nature* 2009; 458: 719−724.
7. Parilla M, Ritterhouse LL. Beyond the variants: mutational

patterns in next-generation sequencing data for cancer precision medicine. *Front Cell Dev Biol* 2020; 8: 370.

8. Cruz A, Peng WK. Perspective: cellular and molecular profiling technologies in personalized oncology. *J Pers Med* 2019; 9: 44.
9. Wu YC, Chang IC, Wang CL et al. Comparison of IHC, FISH and RT-PCR methods for detection of ALK rearrangements in 312 non-small cell lung cancer patients in Taiwan. *PLoS ONE* 2013; 8: e70839.
10. Leukemia & Lymphoma Society. *FS31 Cancer Molecular Profiling*. Leukemia & Lymphoma Society, 2018. www.lls.org/booklet/cancer-molecular-profiling, last accessed 16 August 2022.
11. Heather JM, Chain B. The sequence of sequencers: the history of sequencing DNA. *Genomics* 2016; 107: 1−8.
12. Zhang Q, Fu Q, Bai X et al. Molecular profiling-based precision medicine in cancer: a review of current evidence and challenges. *Front Oncol* 2020; 10: 1948.
13. Vestergaard LK, Oliveira DNP, Høgdall CK et al. Next generation sequencing technology in the clinic and its challenges. *Cancers (Basel)* 2021; 13: 1751.
14. Cappello F, Angerilli V, Munari G et al. FFPE-based NGS approaches into clinical practice: the limits of glory from a pathologist viewpoint. *J Pers Med* 2022; 12: 750.
15. Zehir A, Benayed R, Shah RH et al. Mutational landscape

of metastatic cancer revealed from prospective clinical sequencing of 10 000 patients. *Nat Med* 2017; 23: 703–713.

16. Massard C, Michiels S, Ferté C et al. High-throughput genomics and clinical outcome in hard-to-treat advanced cancers: results of the MOSCATO 01 trial. *Cancer Discov* 2017; 7: 586–595.
17. Tredan O, Wang Q, Pissaloux D et al. Molecular screening program to select molecular-based recommended therapies for metastatic cancer patients: analysis from the ProfiLER trial. *Ann Oncol* 2019; 30: 757–765.
18. Tayshetye P, Miller K, Monga D et al. Molecular profiling of advanced malignancies: a community oncology network experience and review of literature. *Front Med (Lausanne)* 2020; 7: 314.
19. Pruneri G, De Braud F, Sapino A et al. Next-generation sequencing in clinical practice: is it a cost-saving alternative to a single-gene testing approach? *Pharmacoeconomics* 2021; 5: 285–298.
20. Pennell NA, Mutebi A, Zhou Z-Y et al. Economic impact of next-generation sequencing versus single-gene testing to detect genomic alterations in metastatic non-small-cell lung cancer using a decision analytic model. *JCO Precis Oncol* 2019; 3: 1–9.
21. Malapelle U, Mayo de-Las-Casas C, Rocco D et al. Development of a gene panel for next-generation sequencing of clinically

relevant mutations in cell-free DNA from cancer patients. *Br J Cancer* 2017; 116: 802−810.

22. Adderley H, Blackhall FH, Lindsay CR. Toxicity with small molecule and immunotherapy combinations in non-small cell lung cancer. *Cancer Immunol Immunother* 2021; 70: 589−595.
23. Harrison PT, Vyse S, Huang PH. Rare epidermal growth factor receptor (EGFR) mutations in non-small cell lung cancer. *Semin Cancer Biol* 2020; 61: 167−179.

# 2　检测理据

## 为什么检测？

病理生理学的异质性使癌症具有高度个性化，因此根据患者的具体特征进行治疗会更有成效。分子图谱分析为癌症的精准治疗指明了方向。分子检测技术的快速发展和信息化生物标志物的开发，使得肿瘤特征的全面描述成为医疗工作人员及其患者实际而有效的选择，为此越来越多的癌症患者采用分子图谱分析。

在近期的一项研究中，5 954名患有各种“未充分探索”的复发性或难治性癌症的患者接受了NGS检测，共有37.6%的患者发现了可干预（可靶向）突变，其中12%的患者发现了多个可干预突变。其“匹配率”根据肿瘤类型有所不同：胆管癌、黑色素瘤、前列腺癌、子宫癌、胃食管交界部癌、泌尿系统癌、中枢神经系统（central nervous system，CNS）癌或宫颈癌患者中，超过25%的人有可干预突变；而胰腺癌患者中只有5.8%的人有可干预突变，表明缺乏针对这种恶性肿瘤的靶向疗法[1]。

可干预突变的比例在某些适应证（如肺癌）和特定人群中可能会高得多[2]。例如，荷兰在2017—2019年间对晚期NSCLC患者进行的NGS检测和治疗方案评估报告显示，62.4%的肺腺癌患者存在可干预突变[3]。虽然并不能确保使用匹配的靶向疗法（在上述荷兰研究中，靶向治疗的使用率因可干预靶点而异；85.8%的*EGFR*突变患者接受了治疗，而只有33.7%的*ROS1*突变患者接受了治疗），但患者的癌症分子特征可为其他治疗措施提供支持。检测结果可为疾病预后提供信息，揭示耐药突变，有助于避免使用无效疗法，在某些情况下还为患者使用标准方案外治疗或参与临床试验提供了可能性[4]。

## 对谁进行检测?

目前，各种国际专业指南都推荐使用NGS，其适用的肿瘤类型虽然有限，但不断在增加。2020年，欧洲肿瘤内科学会（European Society for Medical Oncology，ESMO）发布了晚期癌症的NGS使用指南，这是科学协会首次就NGS的使用提出建议[5]。该指南的核心内容为ESMO分子靶点临床可操作性量表（ESMO Scale for Clinical Actionability of molecular Targets，ESCAT），对导致全球死亡人数最多的8种癌症中发生的基因组变异进行了排名。ESMO建议对转移性肺腺癌、前列腺癌、卵巢癌和胆管癌患者常规使用NGS，并建议其他癌症患者与医师协商共同决定是否使用NGS，但前提是不由公共医疗系统承担额外费用且患者已知晓受益的相对可能性。它还建议临床研究中心使用NGS筛选符合临床试验条件的患者以加快药物开发，其间获取的数据可进一步优化该技术的使用[5]。

2022年，美国临床肿瘤学会（American Society of Clinical Oncology，ASCO）发表了一份临时性临床意见，建议对所有转移性或晚期实体瘤患者进行基因组测序，这些肿瘤患者携带的生物标志物将用于指导或避免某些治疗方法的使用[6]。

对于如NSCLC的一些晚期癌症，分子图谱分析是评估治疗方案和检测耐药突变的标准方法[7]。此外，对于早期癌症患者使用分子图谱分析为时过早的观点正在被慢慢抛弃，尤其是对于肺癌[8]和乳腺癌[9]的患者来说，其一线靶向疗法已被批准用于早期癌症治疗。

此外，已批准肿瘤突变高负荷（high tumor mutation burden，TMB-H）或错配修复缺陷（mismatch repair deficiency，dMMR）/

微卫星高不稳定性（microsatellite instability-high，MSI－H）的任何实体瘤患者均可使用帕博利珠单抗，以及携带*NTRK1*、*NTRK2*、*NTRK3*基因融合的任何实体瘤患者均可使用拉罗替尼和恩曲替尼，这些不限定肿瘤类型的药物被批准使用，为所有转移性或晚期实体瘤患者（即使没有生物标志物匹配的疗法）进行多基因分子图谱分析提供了依据[6]（单基因或热点检测无法准确确定dMMR/MSI－H或TMB状态）。

最后，分子图谱分析有助于诊断鉴别或对罕见癌症进行更好的分类。

分子图谱分析检测的范围包括检查哪些生物标志物及其数量，这取决于患者的疾病类型和病史。检测的可及性、费用报销和报告解读也是需要考虑的因素（见第4、5章）。以下病例研究展示了分子图谱分析检测的意义（病例研究2.1 ～ 2.4）。

**病例研究2.1　NGS对于一线治疗的新生物标志物的价值[10]**

| | |
|---|---|
| 病例描述 | 患者女性，72岁，无吸烟史，无合并症，以发现恶性胸腔积液和肺转移起病。<br>诊断：腺癌型NSCLC。 |
| 分子图谱分析 | 用单基因检测法检测*EGFR*、*ALK*、*ROS1*和*BRAF*的突变，结果均为阴性。<br>NGS检测显示约3%～4%的NSCLC存在*MET*外显子14的跳跃突变。此外，该患者还存在*TP53*突变。 |
| 采取的措施 | 针对*MET*外显子14跳跃突变，患者接受了克唑替尼靶向治疗。卡马替尼（已获FDA批准）和特泊替尼（正在接受EMA审查）是特异性靶向这种突变的新一代疗法。 |
| 治疗结果 | CT检查显示患者在服用克唑替尼3个月后肿瘤缩小。 |

FDA（US Food and Drug Administration）：美国食品和药品管理局；EMA（European Medicines Agency）：欧洲药品管理局。

### 病例研究2.2　临床试验资格

| | |
|---|---|
| 病例描述 | 患者女性，62岁，无吸烟史，无肿瘤易感性家族史，主诉为持续咳嗽。<br>诊断：肺浸润性黏液腺癌。<br>患者接受了含铂双药化疗的一线治疗，后咳嗽加重，考虑疾病进展重。 |
| 分子图谱分析 | PD–L1：0<br>*KRAS*：野生型[*]<br>*NRG1*融合基因（*CD74–NRG1*）：测得[†] |
| 采取的措施 | 患者接受了阿法替尼治疗，这是一种针对*NRG1*融合基因的靶向疗法[11]。 |
| 治疗结果 | 患者在服用阿法替尼2周内咳嗽情况有所改善，6周后咳嗽缓解。 |

* 约90%的黏液腺癌涉及*KRAS*突变，因此单基因*KRAS*检测有助于分诊患者[3]。

† 几乎所有携带*NRG1*融合基因的患者都是*KRAS*野生型，这为识别*NRG1*融合患者提供了有效的筛选策略。

注：在针对*NRG1*融合基因的临床试验测试的新型治疗方法中包括seribantumab（在研），这是一种正在研发的靶向表皮生长因子受体3（ERBB3）的单克隆抗体。

### 病例研究2.3　在诊断不确定的情况下指导有针对性的治疗[12]

| | |
|---|---|
| 病例描述 | 患者女性，33岁，因背部疼痛进行性加重和新发的下肢乏力就诊。CT检查显示多处椎体和骨盆溶骨性病变，伴有广泛的腹腔内和腹膜后淋巴结转移，以及一个较大的肝脏占位。肝脏和椎体的活检病理显示为中分化腺癌，无特定部位的IHC表达谱。 |
| 分子图谱分析 | 测得：<br>*IDH1*突变导致p.Arg132Cys氨基酸改变。<br>*EGFR*拷贝数增加和过表达。 |
| 采取的措施 | 虽然*IDH1*突变在其他癌症类型中较为罕见，但在肝内胆管癌患者中，*IDH1*突变的比例高达25%。由于当时治疗手段有限，该病例依据分子图谱分析提供的理论证据，为患者制定了胆管癌特异的治疗方案，即吉西他滨–顺铂联合厄洛替尼。 |

（续　表）

| | |
|---|---|
| 治疗结果 | 2021年，FDA批准艾伏尼布用于治疗曾接受过治疗且存在*IDH1*突变的局部晚期或转移性胆管癌成人患者[13]。患者在标准一线治疗失败后，接受了这种口服靶向药物治疗。 |

**病例研究2.4　患者复发后对第二代ALK抑制剂的反应[14]**

| | |
|---|---|
| 病例描述 | 患者女性，3岁，因面部肿块就诊，否认家族遗传史，诊断为转移性高危神经母细胞瘤。<br>最初的分子诊断检测结果显示未见*MYCN*扩增或杂合性丢失。髂嵴骨髓活检显示神经母细胞瘤细胞几乎完全取代了正常造血细胞。<br>患者接受了化疗、$^{131}$I-MIBG和ASCT及移植后体外放射治疗。后续的巩固治疗包括达妥昔单抗、细胞因子和异维A酸。<br>患者维持了34个月的完全缓解状态，在7岁时病情复发。患者在接受达妥昔单抗、伊立替康和替莫唑胺的进一步治疗后，又接受了$^{131}$I-MIBG治疗，使得患者的临床症状趋于稳定，但在发现复发的9个月后，病情再次进展。 |
| 分子图谱分析 | 复发的肿瘤采用NGS组集分析，测得：<br>*ALK* p.F1174L（错义突变）；<br>*PIK3CA* p.C692fs（单碱基对缺失导致移码突变）；<br>未发现*TP53*、*ATRX*、*NRAS*和*PTPN1*的突变。 |
| 采取的措施 | 患者接受了第一代ALK抑制剂克唑替尼和标准细胞毒性化疗，但没有任何效果。当时，FDA批准洛拉替尼用以治疗使用第一代ALK抑制剂后病情进展的患者，因此她接受了洛拉替尼治疗。 |
| 治疗结果 | 对洛拉替尼完全应答（持续13个月）。 |

$^{131}$I-MIBG（radioactive iodine-metaiodobenzylguanidine）：放射性碘-甲碘苄基胍；ASCT（autologous stem cell transplantation）：自体干细胞移植；ALK（anaplastic lymphoma kinase）：间变性淋巴瘤激酶。

## 分子图谱与罕见癌症

罕见癌症是一组组织学上各异，每年的发病率不到6/10万的恶性肿瘤[15]。在美国，罕见癌症患者不到40 000人，但每年因罕见癌症死亡的人数占癌症死亡人数的1/4[16]。罕见癌症在临床研究中的比例很低，但现在研究人员正在通过分子图谱分析来确定一些罕见癌症的特征[15]。

人们对癌症潜在基因组驱动因素的认识通过分析病例有所提高，为疾病的诊断和治疗提供了新的机会。例如，使用靶向NGS替代传统方法对低度弥漫性胶质瘤进行亚型分析，减少了检测所需的时间和材料，同时通过检测拷贝数变异提高了诊断的准确性[17]。同样，利用靶向NGS对529例胶质瘤（回顾性队列）进行的再次检验重新划分了大部分病例类别，并发现了具有诊断和预后价值的分子变异。此外，在一项前瞻性队列研究中，163名胶质瘤患者中有110名（67%）发现了可干预变异，这为患者提供了新的治疗选择[18]。最后，对治疗抵抗性转移性腮腺恶性肿瘤患者进行的分子图谱分析发现了可提供治疗方案的可靶向突变[19]（病例研究2.5）。

**病例研究2.5　NGS为罕见癌症的治疗选择提供依据[20]**

| | |
|---|---|
| **病例描述** | 患者男性，45岁，诊断为气管远端ACC，4年间行多次激光支气管镜清扫术、放疗（45 Gy）和近距离放射治疗。复查提示肺转移可能，考虑病情进展。从复发的气管原发部位获得的活检结果显示为2级ACC，其具有楔形和管状形态特征，没有神经周围或淋巴管侵犯的证据，这与患者病情数年来缓慢进展的临床表现相一致。 |

（续　表）

| | |
|---|---|
| 分子图谱分析 | 组织样本的 WGS 和转录组测序显示突变负荷较低，且存在多种癌症类型中常见的突变特征。<br>潜在的治疗靶点（相对于 TCGA 的突变基因或过表达基因）包括：*KIT*、*FGFR1/2/L1*、*CDK1/B1/3/6*、*GADD45B*、*CCNB*、*PLK1*、*TGFA*、*EGFR*、*ERBB2*、*TGFA*、*AREG*、*TUBA1A/A1B/A1C*、*BIRC5*、*HMGA1*。 |
| 采取的措施 | 多学科肿瘤委员会对结果进行了讨论，并将*FGFR1/2/L1*的过表达确定为可干预靶点。<br>患者被纳入多韦替尼的Ⅱ期临床试验，多韦替尼是一种TKI，对*FGFR1/2/3*以及其他受体激酶具有作用。 |
| 治疗结果 | 虽然患者在4个月后因无法忍受不良反应而退出试验，但他的病情趋于稳定（CT检查显示肿瘤大小变化率＜20%）。他在接受进一步放疗后，因病情恶化转为姑息治疗。 |

ACC（adenoid cystic carcinoma）：腺样囊性癌；TCGA（The Cancer Genome Atlas）：癌症基因组图谱，https://tcga-data.nci.nih.gov/。

## 本章要点

- 分子图谱分析使肿瘤特征描述成为医疗团队所有成员（肿瘤学家、实验室主任、放射科医生、外科医生、肠胃病学家等）实际而有效的选择，并为实体瘤患者的精准治疗提供指导。
- 并非所有通过分子图谱检测到的基因组变异都能与已获批准的靶向疗法相匹配。不过，检测结果可为疾病预后提供信息，揭示耐药突变，有助于避免使用无效疗法，在某些情况下还为患者使用标准方案外治疗或参与临床试验提供了可能性。

- 国际指南建议在转移性或晚期实体瘤中使用NGS，分子图谱分析现已成为NSCLC和乳腺癌等常见癌症类型的标准治疗措施。
- 罕见癌症在临床研究中的比例很低。这些罕见癌症的分子图谱分析提高了人们对肿瘤病理生理学的认识，有助于改善疾病的分类和治疗。

## 参考文献


1. Flaherty KT, Gray RJ, Chen AP et al. Molecular landscape and actionable alterations in a genomically guided cancer clinical trial: National Cancer Institute Molecular Analysis for Therapy Choice (NCI-MATCH). *J Clin Oncol* 2020; 38: 3883−3894.
2. Doucette S, Christofides A. Determining priority access to comprehensive genomic profiling for Canadian patients with cancer. Report by Impact Medicon Inc. November 2020. www.impactmedicom.com/publications/reports, last accessed 29 April 2022.
3. Steeghs EMP, Groen HJM, Schuuring E et al. Mutation-tailored treatment selection in non-small cell lung cancer patients in daily clinical practice. *Lung Cancer* 2022; 167: 87−97.
4. Tredan O, Wang Q, Pissaloux D et al. Molecular screening

program to select molecular-based recommended therapies for metastatic cancer patients: analysis from the ProfiLER trial. *Ann Oncol* 2019; 30: 757−765.

5. Mosele F, Remon J, Mateo J et al. Recommendations for the use of next-generation sequencing (NGS) for patients with metastatic cancers: a report from the ESMO Precision Medicine Working Group. *Ann Oncol* 2020; 31: 1491−1505.
6. Chakravarty D, Johnson A, Sklar J et al. Somatic genomic testing in patients with metastatic or advanced cancer: ASCO provisional clinical opinion. *J Clin Oncol* 2022; 40: 1231−1258.
7. Kerr KM, Bibeau F, Thunnissen E et al. The evolving landscape of biomarker testing for non-small cell lung cancer in Europe. *Lung Cancer* 2021; 154: 161−175.
8. Rodriguez M, Ajona D, Seijo L et al. Molecular biomarkers in early stage lung cancer. *Transl Lung Cancer Res* 2021; 10: 1165.
9. Tendl KA, Bago-Horvath Z. Molecular profiling in breast cancer − ready for clinical routine? *Mag Eur Med Oncol* 2020; 13: 445−449.
10. Cheema PK, Banerji SO, Blais N et al. Canadian consensus recommendations on the management of MET-altered NSCLC. *Curr Oncol* 2021; 28: 4552−4576.
11. Laskin J, Liu SV, Tolba K et al. *NRG1* fusion-driven tumors: biology, detection, and the therapeutic role of afatinib and

other ErbB-targeting agents. *Ann Oncol* 2020; 31: 1693−1703.
12. Sheffield BS, Tessier-Cloutier B, Li-Chang H et al. Personalized oncogenomics in the management of gastrointestinal carcinomas − early experiences from a pilot study. *Curr Oncol* 2016; 23: e571−e575.
13. Food and Drug Administration. FDA approves ivosidenib for advanced or metastatic cholangiocarcinoma. www.fda.gov/drugs/resources-information-approved-drugs/fda-approves-ivosidenib-advanced-or-metastatic-cholangiocarcinoma, last accessed 16 August 2022.
14. Liu T, Merguerian MD, Rowe STP et al. Exceptional response to the ALK and ROS1 inhibitor lorlatinib and subsequent mechanism of resistance in relapsed ALK F1174L-mutated neuroblastoma. *Cold Spring Harb Mol Case Stud* 2021; 7: a006064.
15. Morfouace M, Stevovic A, Vinches M et al. First results of the EORTC-SPECTA/Arcagen study exploring the genomics of rare cancers in collaboration with the European reference network EURACAN. *ESMO Open* 2020; 5: e001075.
16. Gatta G, Ciccolallo L, Kunkler I et al. Survival from rare cancer in adults: a population-based study. *Lancet Oncol* 2006; 7: 132−140.
17. Kim SW, Park BJ, Kim HS et al. Diagnostic utility of Oncomine Comprehensive Assay v3 in differentiating between isocitrate dehydrogenase (IDH)-mutated grade

I-III astrocytoma and oligodendroglioma. *In Vivo* 2021; 35: 921−927.

18. Petersen JK, Boldt HB, Sørensen MD et al. Targeted next-generation sequencing of adult gliomas for retrospective prognostic evaluation and up-front diagnostics. *Neuropathol Appl Neurobiol* 2021; 47: 108−126.
19. Taghizadeh H, Müllauer L, Nader RM et al. Molecularly guided treatment of metastatic parotid gland carcinoma in adults. *Wien Klin Wochenschr* 2021; 133: 32−40.
20. Chahal M, Pleasance E, Grewal J et al. Personalized oncogenomic analysis of metastatic adenoid cystic carcinoma: using whole-genome sequencing to inform clinical decision-making. *Cold Spring Harb Mol Case Stud* 2018; 4: a002626.

# 3 样本采集

## 质量和数量的重要性

不管使用何种技术，进行分子图谱分析的可行性和结果的可靠性取决于用于检测的样本质量和数量。根据报道，样本通过NGS进行分子分析的失败率在5%～26%之间，这主要取决于所使用的目标富集方法[1, 2]。低肿瘤细胞数或低DNA含量[1, 3]以及样本处理不当造成的低肿瘤细胞质量[1, 4]都是样本检测失败的重要原因。

### 样本类型

样本类型由癌症种类和要进行的分析类型决定。肿瘤原发部位的活检是实体瘤最合适的检测组织。由于能够保持肿瘤结构，所以福尔马林固定石蜡包埋（formalin-fixed paraffinembedded，FFPE）的组织学样本是经典组织病理学诊断的最佳选择（表3.1）。然而，这种类型的样本可能并不总能获得。

在某些情况下，细针穿刺样本可用于细胞学检查[5]，或者生物流体样本可用于分析肿瘤来源的物质（液体活检；见第39～41页）[6, 7]。但是，由于检材数量和肿瘤信息的缺乏，这2种样本类型都是有限的[5]。此外，液体活检样本的质量可能会受到与癌症无关的其他临床条件的影响。癌症患者血液中通常具有异常高水平的游离DNA（cell-free DNA，cfDNA）——与细胞无关的降解DNA片段。然而，ctDNA——cfDNA中肿瘤来源的成分，只是其中的一部分，cfDNA的其余部分可能反映了除癌症以外的多种病理因素，包括炎症或自身免疫病、卒中（中风）、创伤、感染和心肌梗死。因此，应该记住的是，ctDNA总是在来自正常细胞的cfDNA分子的背景下被检测，这些cfDNA分子稀释了

表 3.1　不同样本类型的优缺点[9]

| 样本类型 | 活检类型 | 核酸质量 | 材料数量 | 结构保持 | 注释 |
|---|---|---|---|---|---|
| 稳定的生物流体 | 通常为血液，还可以是唾液、腹水、脑脊液、尿液等 | 好 | 低 | 否 | 支持重复检测，结果必须得到确认 |
| 液态细胞 | 细针穿刺 | 高 | 低 | 否 | 准备工作标准化 |
| 直接涂片 | 细针穿刺 | 高 | 低 | 否 | 不常用于分子检测，需要专业的操作，能够在活检部位进行快速评估 |
| 细胞块 | 细针穿刺 | 低 | 高 | 是 | |
| FFPE 组织 | 皮肤（剃除毛发、穿孔和切除）<br>活检<br>粗针穿刺<br>内镜下手术（切补、切除） | 低 | 高 | 是 | 通常用于PCR和NGS |

肿瘤的部分[8]。

有了关于患者临床特征和病史的详细信息，以及病理学家和（或）实验室专业人员进行的分析，可以提出针对样本采集的最佳建议。

## 样本保存

采集过程、样本处理和运输条件都会影响样本中所含蛋白质、DNA和RNA的完整性[7, 10]。外周血应采集在乙二胺四乙酸（ethylenediaminetetraacetic acid，EDTA）管或使用一种实验室定义的抗凝剂来进行DNA分析。尽管冷冻样本是核酸保存的最佳选择，但固定组织在逻辑上更简单，在临床应用上也更常见[11]。福尔马林是首选的固定剂，然而，它会引起严重的核酸断裂，出现非典型交联和碱基改变[12]。尽管如此，如果使用最佳保存方案，还是可以从FFPE样本中分离出核酸的。对于可行的下游NGS检测，样本理论上应在采集后的30 min内使用福尔马林缓冲溶液进行固定，并在室温下保存；或者理想情况下，在稍低温的环境下保存[13]。酸性脱钙作用也会显著影响下游分子实验结果，应予以避免。如有必要，建议使用分子友好型脱钙方法，如EDTA。醇类固定剂可与分子分析相兼容，但可能会影响IHC结果。

## 样本数量

为了患者的舒适，同时考虑到活检相关的并发症和费用[14]，活检应该尽可能少地进行。理想情况下，一次活检应包含足够的组织用于病理学检查和任何分子图谱检测（图3.1）。而现实情况是，当获得的组织有限，或需要对肿瘤病理生理随时间发生的动用于疾病诊断和随之的肿瘤分析的多重检测并不罕见。例如，从肺癌患者体内采集有限数量的活检组织可能需要：

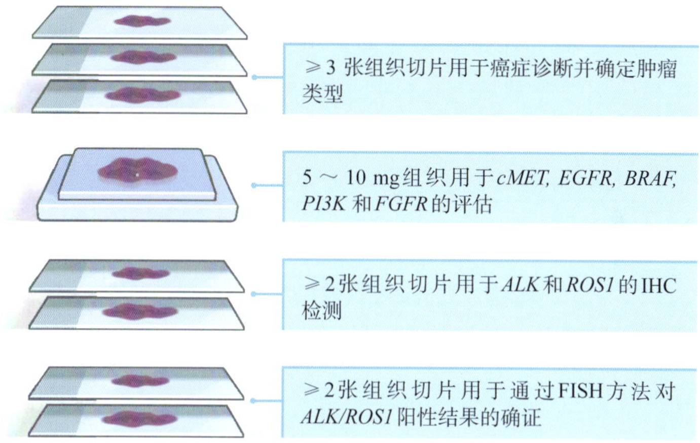


**图3.1　实体组织活检：样本资源有限**

态变化进行评估时，重新活检将是必要的。此外，医疗系统实际上会要求疾病诊断部分与分子图谱分析部分二者分开。

分子检测的灵敏度决定了样本中提供可靠结果所需的最低肿瘤细胞含量。美国病理学家学会（College of American Pathologists，CAP）、国际肺癌研究协会（International Association for the Study of Lung Cancer，IASLC）和分子病理学协会（Association for Molecular Pathology，AMP）在2018年关于选择肺癌患者进行TKI治疗的分子检测指南中指出，分子分析方法必须能够在肿瘤细胞含量低至20%的样本中检测到突变[15]。使用桑格测序检测变异的肿瘤细胞含量阈值约为10%[16]。

NGS对肿瘤细胞百分比和DNA输入量的最低要求各异，例如，取决于测序方法、测序覆盖的深度以及样本是检测驱动突变还是耐药突变。通过正确的样本制备技术，能够成功地对5% ～ 10%的肿瘤细胞和10 ng的肿瘤DNA进行分析[17]。这些技术通常用于分析因组织样本不足，而可能成为问题的NSCLC[18]。

考虑到样本中肿瘤细胞数量和DNA含量的变化，只能给出一个针对活检材料数量的宽泛的指南（表3.2），病理学家将对新的或留存的样本进行分类，以确定哪种分析方法会从提交的样本材料中获得最佳结果。

**表3.2　常用样本种类和数量**

| 样本类型 | 样本数量* |
|---|---|
| FFPE组织样本 | 5张5 μm的FFPE切片 |
| 细胞学涂片 | 1次或多次涂片，取决于肿瘤细胞百分比和污染情况 |

*基于作者经验的常规指导方针。

## 样本采集时间

通常情况下，临床医生要求对已经用尽标准治疗方案（根据肿瘤的原发部位、组织学和分期开具处方）的晚期疾病患者进行分子检测，以确定患者是否有资格进行临床试验，并从实验药物的治疗中获益。目前已有很多针对晚期疾病的靶向治疗方案，以及基于分子图谱而不是肿瘤原发部位的新药被批准。广泛的分子图谱分析正成为大多数转移性实体瘤患者的标准选择，肿瘤学家将根据肿瘤的分子图谱而不是肿瘤组织学提出治疗建议。

对于一些实体瘤，如肺癌和乳腺癌，指南指出在初始诊断时应进行分子检测，以便肿瘤的分子特征能够指导初始治疗[19，20]。目前，随着大量针对早期疾病患者分子图谱分析试验的开展，当诊断出的癌症存在信息丰富的生物标志物时，进行分子检测将非常重要。

同样重要的是，要牢记癌症的分子特征可能会随着时间的推移而改变，因此，样本采集的时间应根据疾病的病程进行调整。最近的一项研究发现，在疾病进展时再次活检的晚期NSCLC患者中，约有1/3的患者检测到了初次诊断活检时未出现的新分子改变[21]。留存的组织样本不能反映肿瘤谱随时间的变化情况；由于局部微环境条件、癌细胞迁移过程中的克隆进化或治疗手段施加的选择性压力（例如，患者可能接受了选择性的有利于耐药亚克隆细胞生长的治疗），肿瘤在持续进化[22]。是否需要额外的样本采集（通过重新活检）来进行重新分析将取决于癌症类型和疾病进展情况，以及患者的病情和对进一步采样程序的许可。然而，通过重新分析发现的分子改变可以为患者的治疗提供信息。液体活检可以为重复和侵入性组织活检提供一个有用的替代方法[23，24]。

## 液体活检的前景和局限性

在某些情况下，液体活检提供了一种侵入性较小的替代组织活检的方法，具有相应的优点和缺点（表3.3）。除了更容易采集样本之外，液体活检还能够从难以接触到的肿瘤（例如脑肿瘤）以及原发肿瘤和转移瘤中提取遗传物质，否则这些肿瘤将需要分别进行活检。一般来说，从国际建议给出的临床角度来看，液体活检仅限于从外周血中提取的DNA和RNA。然而，其他生

表 3.3　液体活检的优、缺点[24]

| |
|---|
| **优点**<br>• 快速，简单，微创采集；<br>• 样本采集可在多个时间点进行；<br>• 能够从难以接触到的肿瘤中提取遗传物质；<br>• 捕捉到原发肿瘤和转移瘤的全貌；<br>• 已用于肿瘤复发的靶向治疗选择。 |
| **缺点**<br>• 血液中肿瘤的核酸含量低；<br>• 无法与组织学或细胞表型分析直接相关；<br>• 受患者生理状态的影响；<br>• 样本采集、处理和运输需要标准化。 |

物液体，如唾液、尿液、脑脊液或腹水，也能够提供有价值的信息。

## 目前的临床应用

越来越多的液体活检方法正在获得FDA的批准，这些方法可以分析外泌体、cfDNA或肿瘤释放到血液循环中的循环肿瘤细胞。在临床实践中，多数液体活检都是诊断试验的伴随检测，用于识别哪些患者能从特定的靶向药物中受益。例如，第一个获得FDA批准的液体活检试验可识别晚期NSCLC患者的*EGFR*改变，以确定患者是否符合条件适用TKI类药物厄洛替尼、奥希替尼或吉非替尼治疗。自此之后，液体活检已扩展到单基因分析之外。主要检测的生物标志物有*EGFR*、*FGFR1*、*FGFR2*、*FGFR3*、*KRAS*、*NRAS*、*BRAF*和*PIK3CA*。最近批准的试验是使用NGS

来检测大量可靶向的基因突变。

经批准的液体活检可用于膀胱癌和结直肠癌的辅助筛查[25]。

### 其他潜在的临床应用

液体活检其他潜在的临床应用包括监测治疗反应、MRD检测和疾病缓解后治疗的监测，以预测和（或）检测肿瘤的复发、转移和克隆进化[23、26、27]。

### 局限性

液体活检同样具有局限性。首先，肿瘤脱落的微粒丰度低（ctDNA浓度范围为1～10 ng/mL）[24]。其次，早期癌症中可能不存在脱落微粒，且这些微粒可能仅代表完整肿瘤的一部分[28-30]。目前，液体活检的结果被认为是特异性的。然而，本方法的灵敏度不足以在未检测到指定生物标志物时排除其存在。因此，阴性结果应通过组织活检进行确证[6、24、31、32]。

## 本章要点

- 活检组织的质量和数量是成功的分子图谱分析的关键。因此，活检的类型和时间应仔细计划，必要时应与病理学家讨论。
- 组织样本是分子分析的金标准。福尔马林是首选的固定剂，但它会导致核酸的严重断裂。为了获得良好的FFPE样本，必须遵循最佳的样本保存方案。

- 侵入性组织活检应尽可能少地进行。然而，实际上，重新活检可能是必要的，特别是在需要评估肿瘤病理生理随时间的动态变化时。
- 在组织活检无法进行或组织样本难以获得时，液体活检成为一种选择。液体活检的低侵入性特征需要极其灵敏的检测方法来平衡。液体活检不能提供有关组织结构的信息，并可能受到与癌症无关的其他情况的影响（例如炎症和感染）。
- 液体活检的阴性结果需要组织活检来确证。

## 参考文献


1. Lamarca A, Kapacee Z, Breeze M et al. Molecular profiling in daily clinical practice: practicalities in advanced cholangiocarcinoma and other biliary tract cancers. *J Clin Med* 2020; 9: 2854.
2. Shiau CJ, Babwah JP, da Cunha Santos G et al. Sample features associated with success rates in population-based *EGFR* mutation testing. *J Thorac Oncol* 2014; 9: 947−956.
3. Smeltzer MP, Wynes MW, Lantuejoul S et al. The International Association for the Study of Lung Cancer Global Survey on Molecular Testing in Lung Cancer. *J Thorac Oncol* 2020; 15: 1434−1448.
4. Compton CC, Robb JA, Anderson MW et al. Preanalytics and

precision pathology: pathology practices to ensure molecular integrity of cancer patient biospecimens for precision medicine. *Arch Pathol Lab Med* 2019; 143: 1346–1363.

5. Dupain C, Masliah-Planchon J, Gu C et al. Fine-needle aspiration as an alternative to core needle biopsy for tumour molecular profiling in precision oncology: prospective comparative study of next-generation sequencing in cancer patients included in the SHIVA02 trial. *Mol Oncol* 2021; 15: 104–115.
6. De Mattos-Arruda L, Siravegna G. How to use liquid biopsies to treat patients with cancer. *ESMO Open* 2021; 6: 1–6.
7. Pisapia P, Pepe F, Iaccarino A et al. Liquid biopsy analysis in clinical practice: focus on lung cancer. *Mol Pathol* 2021; 2: 241–254.
8. Hasenleithner SO, Speicher MR. A clinician's handbook for using ctDNA throughout the patient journey. *Mol Cancer* 2022; 21: 81.
9. Rapoport BL, Troncone G, Schmitt F, Nayler SJ. *Fast Facts: Comprehensive Genomic Profiling*. S. Karger Publishers Ltd, 2020.
10. European Medicines Agency, Committee for Human Medicinal Products. *ICH guideline E18 on genomic sampling and management of genomic data.* 1 September 2017. EMA/CHMP/11623/2016. www.ema.europa.eu/en/documents/

scientific-guideline/ich-guideline-e18-genomic-sampling-management-genomic-data-step-5_en.pdf, last accessed 16 August 2022.

11. Gao XH, Li J, Gong HF et al. Comparison of fresh frozen tissue with formalin-fixed paraffin-embedded tissue for mutation analysis using a multi-gene panel in patients with colorectal cancer. *Front Oncol* 2020; 10: 310.
12. Berrino E, Annaratone L, Miglio U et al. Cold formalin fixation guarantees DNA integrity in formalin fixed paraffin embedded tissues: premises for a better quality of diagnostic and experimental pathology with a specific impact on breast cancer. *Front Oncol* 2020; 10: 173.
13. The Intelligent Tissue Group. *Processing Formalin-Fixed and Paraffin-Embedded Tissue (FFPE) Samples. A Step-by-Step Guide.* The Intelligent Tissue Group, 2020. www.tissue-solutions.com/wp-content/uploads/2021/01/Processing-FFPE-Tissue-Samples-Guide.pdf, last accessed 4 May 2022.
14. Kelly RJ, Turner R, Chen Y-W et al. Complications and economic burden associated with obtaining tissue for diagnosis and molecular analysis in patients with non-small-cell lung cancer in the United States. *J Oncol Pract* 2019; 15: e717−e727.
15. Kalemkerian GP, Narula N, Kennedy EB et al. Molecular testing guideline for the selection of patients with lung cancer for treatment with targeted tyrosine kinase inhibitors:

American Society of Oncology endorsement of the College of American Pathologists/International Association for the Study of Lung Cancer/Association for Molecular Pathology clinical practice update. *J Clin Oncol* 2018; 36: 911−919.

16. Morris S, Subramanian J, Gel E et al. Performance of next-generation sequencing on small tumor specimens and/or low tumor content samples using a commercially available platform. *PLoS One* 2018; 13: e0196556.
17. Kim L, Tsao MS. Tumour tissue sampling for lung cancer management in the era of personalized therapy: what is good enough for molecular testing? *Eur Respir J* 2014; 44: 1011−1022.
18. Liam CK, Mallawathantri S, Fong KM. Is tissue still the issue in detecting molecular alterations in lung cancer? *Respirol* 2020; 25: 933−943.
19. Tendl KA, Bago-Horvath Z. Molecular profiling in breast cancer − ready for clinical routine? *Mag Eur Med Oncol* 2020; 13: 445−449.
20. McGuire AL, McConechy MK, Melosky BL et al. The clinically actionable molecular profile of early versus late-stage non-small cell lung cancer, an individual age and sex propensity-matched pair analysis. *Curr Oncol* 2022; 29: 2630−2643.
21. Frank MS, Bodtger U, Gehl J, Ahlborn LB. Actionable molecular alterations are revealed in majority of advanced

non-small cell lung cancer patients by genomic tumor profiling at progression after first line treatment. *Cancers (Basel)* 2022; 14: 132.

22. Shen E, Van Swearingen AED, Price MJ et al. A need for more molecular profiling in brain metastases. *Front Oncol* 2022; 11: 785064.
23. Watanabe K, Nakamura Y, Low SK. Clinical implementation and current advancement of blood liquid biopsy in cancer. *J Hum Gen* 2021; 66: 909–926.
24. Russo A, Incorvaia L, Del Re M et al. The molecular profiling of solid tumors by liquid biopsy: a position paper of the AIOM–SIAPEC-IAP–SIBioC–SIC–SOF Italian Scientific Societies. *ESMO Open* 2021; 6: 1.
25. Baldacchino S. Current advances in clinical application of liquid biopsy. In: *Pathology – From Classics to Innovations*. Strumfa I, Bahs G, eds. IntechOpen, 2021: 417.
26. Crosby D. Delivering on the promise of early detection with liquid biopsies. *BMJ* 2022; 126: 313–315.
27. Heitzer E, van den Broek D, Denis MG et al. Recommendations for a practical implementation of circulating tumor DNA mutation testing in metastatic non-small-cell lung cancer. *ESMO Open* 2022; 7: 100399.
28. Freitas C, Sousa C, Machado F et al. The role of liquid biopsy in early diagnosis of lung cancer. *Front Oncol* 2021; 11: 634316.

29. Castellanos-Rizaldos E, Zhang X, Tadigotla VR et al. Exosome-based detection of activating and resistance *EGFR* mutations from plasma of non-small cell lung cancer patients. *Oncotarget* 2019; 10: 2911.

30. Yang X, Zhang K, Zhang C et al. Accuracy of analysis of cfDNA for detection of single nucleotide variants and copy number variants in breast cancer. *BMC Cancer* 2019; 19: 465.

31. Merker JD, Oxnard GR, Compton C et al. Circulating tumor DNA analysis in patients with cancer: American Society of Clinical Oncology and College of American Pathologists Joint Review. *Arch Pathol Lab Med* 2018; 142: 1242−1253.

32. Bonanno L, Dal Maso A, Pavan A et al. Liquid biopsy and non-small lung cancer: are we looking at the tip of the iceberg? *Br J Cancer* 2022; 127: 383−393.

# 4　检测项目的选择及流程

当为患者选择适当的检测项目时，医生应该遵循当地卫生管理部门的建议。这些建议通常基于诸如国家综合癌症网络（National Comprehensive Cancer Network，NCCN）、ASCO、ESMO、CAP和AMP等组织的指南，也包括与所在国家、地区和机构相关的建议。在选择检测项目时应考虑的4个重要方面已在表4.1中列出。

**表4.1　选择分子图谱分析检测项目时的注意事项**

| 要　素 | 注意事项 | 建　议 |
|---|---|---|
| panel范围 | 多基因的panel可以一次性同时检测多个生物标志物，但大panel可能无法报销[1]，并且检测结果更难解释。 | 限制分子检测范围，仅局限于有用的生物标志物；<br>向病理学家咨询一个适合的检测panel。 |
| 检测项目和样本的可用性 | 特定测试项目可能无法提供，或者测试所需的样本类型或数量可能无法获得。 | 检测匹配活检样本，以保证检测结果有效；<br>向病理学家咨询可替代的检测方案。 |
| 报告周期 | 缩短从检测到出具报告的时间有助于及时作出治疗决策。不同检测项目的报告周期从几天至几周[2-5]。 | 注意检测结果回报时间，权衡治疗延迟的风险；<br>了解患者是否已经进行了常规检测。 |
| 检测成本 | 分子图谱分析检测的成本是否可获得报销取决于检测的内容、适应证和医疗机构的相关规定[1]。医疗保险对大panel的多基因检测报销覆盖的范围有限[6,7]。 | 了解可报销检测项目的相关政策；<br>寻找替代方案来降低检测成本；<br>联系患者权益代理人，寻求支持。 |

## 申请检测

病理学家在审阅提交的样本并解读分析结果时，需要对患者和提交的样本有一个详细的了解。以下信息应包括在检测申请中：

- 患者信息；
- 诊断和转诊原因；
- 治疗史；
- 需要检测的项目或需要评估的生物标志物；
- 样本采集时间；
- 样本来源；
- 相关临床特征。

与病理学家或分子检测实验室保持良好的沟通对于获得最佳的分析结果至关重要[2]。病理学专家可以指导样本采集过程，并对获取的样本进行质控评估，同时根据收到的样本类型和患者申请检测的生物标志物来确定最佳的检测项目[8]。同样重要的是，为了支持结果解释，肿瘤学家需要了解患者的临床特征。

## 分子图谱分析检测和样本存储的知情同意

ASCO 和 NCCN 等组织为患者的检测和样本存储提供了相关建议。尽管知情同意的要素可能因当地法规而异，但关键方面包括：

- 明确哪些检测要执行，检测结果用途以及存在多种结果的可能性；
- 同意将样本存储在生物库中[9]；

- 授权共享出于研究目的的去标识化信息[9]；
- 有机会选择不接受可能的偶然的种系突变发现[10, 11]。

## 按需反射式检测

反射式检测是指在诊断确定后立即进行分子检测，而不是待患者首次活检后与肿瘤学家预约进行。例如，当病理科确定NSCLC的诊断时，病理学家可以立即开始进行NGS和PD-L1 IHC（图4.1）。这是检测管理中的一种简便方法，可以简化样

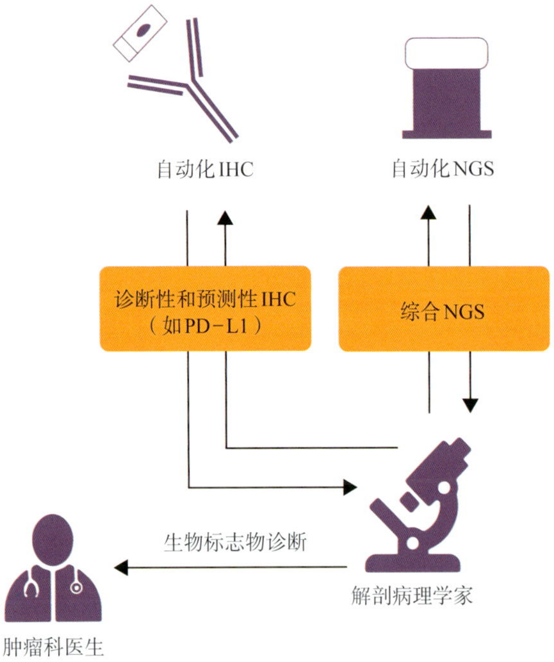


**图4.1　反射式检测**

反射式检测使病理学家能够在病理实验室进行诊断的同时进行IHC和NGS，以便在患者首次肿瘤会诊之前，将肿瘤的所有相关信息直接报告给肿瘤科医生。（重绘自Sheffield et al. 2022，在CC BY 4.0许可下[13]。）

本使用并减少等待时间[1, 12, 13]。这种方式能确保每位被诊断为NSCLC的患者都接受相同的全面生物标志物检测。反射式检测使生物标志物信息能够在分子肿瘤委员会（molecular tumor board，MTB）或多学科团队（multidisciplinary team，MDT）的首次会议上被提供，并为患者首次肿瘤学会诊时的进一步规划提供可能。

多个研究团体已经进行了研究和确认，使用反射式检测可以缩短结果出具的时间，并且改善肺癌、黑色素瘤和其他癌症中特别是针对一级生物标志物的治疗[7, 12–16]（见第5章对分级分类系统的解释）。然而，MDT交流仍然很重要，可以确保每位患者得到最适合的检查，例如，如果疾病的临床特征和表型表明可能存在反射式检测之外的致癌驱动基因，则肿瘤学家需要进行额外的检测。

病理学家主导的反射式检测的缺点包括对早期疾病进行不适当的检测（因为在诊断时可能无法确定疾病的临床分期），以及与按需式检测相比，患者可能需要负担更高的检测成本。反射式检测的成本效益将取决于分子实验室的常规检测量，因此，目前并未在所有国家和所有医疗系统中应用[1, 17]。

有条件进行大批量检测和高度标准化的中心实验室也可以通过由肿瘤学家预约的按需检测来实现快速的反馈。在这种情况下，复核病理学家可以在不咨询肿瘤学家的情况下，针对异常病例进行额外的检测。

## 检测内容

实体瘤的主要检测方法包括IHC/ICC、FISH、PCR以及不同的测序技术（见第1章）。虽然许多生物标志物被用于特定肿瘤检测，但有一些生物标志物适用于多种肿瘤。符合条件的生物标志物的选择取决于肿瘤部位、患者病史、疾病进展情况和相关指南。表4.2列出了常见实体瘤的一些可选择的生物标志物，这个列表旨在作为一个起点。已发表的各个检测的指南有所不同（表4.3），应该以当地卫生部门提供的方案为优先。另外，每个病例都应该被单独评估，并且咨询参与检测的病理学家，以便确保最好的结果。独立实验室还可就选择合适的检测项目和所需样本类型提供建议[18]。

表4.2　实体瘤可选的生物标志物[18-20]

| 肿瘤位置 | 生物标志物 | 靶向治疗方案及其他建议 |
| --- | --- | --- |
| 非特异性 | dMMR<br>*MLH1*，*MSH2*，*MSH6*，*PMS2*突变 | 帕博利珠单抗 |
| | MSI-H | 帕博利珠单抗，患者应接受林奇综合征相关检查 |
| | High TMB（＞10个突变/百万碱基） | 帕博利珠单抗 |
| | *NTRK1*，*NTRK2*，*NTRK3* | 拉罗替尼，恩曲替尼 |
| 肺 | *ALK*融合（例如：*EML4-ALK*融合） | ALK-TKI：克唑替尼，赛瑞替尼，阿来替尼，洛拉替尼，布格替尼 |

（续　表）

| 肿瘤位置 | 生物标志物 | 靶向治疗方案及其他建议 |
|---|---|---|
| 肺 | *EGFR*以下位点突变：外显子21（p.L858R，p.L861Q），外显子20 p.S768I，外显子18 p.G719C；外显子19小片段缺失 | EGFR-TKI：吉非替尼，埃罗替尼，阿法替尼，达克替尼，奥希替尼 |
| | *EGFR*外显子20插入（7p12） | EGFR-TKI阿米万他单抗耐药 |
| | *EGFR* p.T790M突变 | 第一代或第二代EGFR-TKI奥希替尼耐药 |
| | *ROS1*融合 | ROS1-TKI：克唑替尼，恩曲替尼 |
| | *KRAS* p.G12C突变 | EGFR-TKI耐药；相对于野生型预后更差；<br>阿格拉西，索托拉西 |
| | *BRAF* p.V600E/K突变 | BRAF/MEK抑制剂联合：达非尼/曲美替尼 |
| | *ERBB2*突变 | 恩美曲妥珠单抗[21]，波齐替尼，马来酸吡咯替尼[21]，曲妥珠单抗，帕妥珠单抗，德曲妥珠单抗 |
| | *MET*外显子14跳突 | 克唑替尼，卡马替尼[22]，特泊替尼[23] |
| | *RET*融合 | 塞尔帕替尼，卡博替尼[24]，普拉替尼[25] |

（续　表）

| 肿瘤位置 | 生物标志物 | 靶向治疗方案及其他建议 |
|---|---|---|
| 肺 | PD-L1 TPS（＞1%） | PD-1/PD-L1抑制剂：帕博利珠单抗，纳武单抗，伊匹木单抗，西米普利单抗，阿特珠单抗 |
| | *NRG1*融合 | 阿法替尼，seribantumab（在研），zenocutuzumab（在研） |
| 乳腺 | ER、PR表达阳性 | 内分泌治疗：他莫昔芬，雷洛昔芬，氟维司汀，托瑞米芬，阿那曲唑，来曲唑，依西美坦 |
| | *ERBB2*扩增或蛋白表达阳性 | ERBB2抑制剂：曲妥珠单抗，帕妥珠单抗，拉帕替尼，恩美曲妥珠单抗，来那替尼，图卡替尼，德曲妥珠单抗 |
| | *BRCA1*、*BRCA2*突变 | PARP抑制剂：奥拉帕利 |
| | PD-L1表达阳性 | 帕博利珠单抗 |
| | *PIK3CA*突变 | 阿培利司 |
| | *CDK4*、*CDK6*扩增 | 哌柏西利，瑞波西利，阿贝西利 |
| | HRD<br>HRR通路相关基因突变 | PARP抑制剂：奥拉帕利，尼拉帕利[26] |
| | *mTOR*突变 | 替西罗莫司，依维莫司 |

（续　表）

| 肿瘤位置 | 生物标志物 | 靶向治疗方案及其他建议 |
| --- | --- | --- |
| 皮肤 | *BRAF* p.V600E/K突变 | BRAF/MEK抑制剂联合：维莫非尼/考比替尼，达非尼/曲美替尼，康奈非尼/贝美替尼 |
| | *c-KIT*突变 | 伊马替尼，尼洛替尼 |
| | *SMO*和*PTCH1*突变 | 维莫德吉，索立德吉 |
| 结直肠 | MSI-H或dMMR | 纳武单抗，伊匹木单抗，帕博利珠单抗[25] |
| | *KRAS*、*NRAS*外显子2、3或4突变 | 西妥昔单抗和帕尼单抗的阴性预测因子 |
| | *BRAF* p.V600E/K突变 | 西妥昔单抗/康奈非尼联合 |
| 前列腺 | *BRCA1*、*BRCA2*突变 | PARP抑制剂：奥拉帕利，他拉唑帕利，卢卡帕利 |
| | *ATM*突变 | PARP抑制剂：奥拉帕利，他拉唑帕利，卢卡帕利 |
| | HRD<br>HRR通路相关基因突变 | 奥拉帕利 |
| 卵巢 | *BRCA1*、*BRCA2*突变，HRD或MSI-H | PARP抑制剂：尼拉帕利，卢卡帕利，奥拉帕利 |

（续　表）

| 肿瘤位置 | 生物标志物 | 靶向治疗方案及其他建议 |
|---|---|---|
| 胃和食管 | *ERBB2*扩增 | 曲妥珠单抗 |
| | PD-L1表达阳性 | 帕博利珠单抗 |
| 胃肠道间质瘤 | *c-KIT*外显子9、11突变 | 伊马替尼，舒尼替尼，瑞戈非尼 |
| | *PDGRFA* p.D842V突变 | 伊马替尼、舒尼替尼耐药 |
| 中枢神经系统 | 1p19q染色体缺失 | 预后良好及烷基化化疗反应良好 |
| | *IDH1*、*IDH2*突变 | 预后良好 |
| | *MGMT*启动子甲基化 | 对替莫唑胺敏感，预后良好 |
| | *mTOR*突变 | 某些脑癌对替西罗莫司或依维莫司有反应 |
| 胰腺 | *BRCA1*、*BRCA2*突变 | PARP抑制剂：奥拉帕利，他拉唑帕利，卢卡帕利 |
| 膀胱 | *FGFR*突变；*FGFR2* *FGFR3*融合 | 厄达替尼 |
| 胆管癌 | *FGFR2*融合，重排 | 佩米替尼，福巴替尼[27] |
| | *IDH1*突变 | 艾伏尼布[28] |

（续　表）

| 肿瘤位置 | 生物标志物 | 靶向治疗方案及其他建议 |
|---|---|---|
| 甲状腺 | *BRAF* p.V600E/K突变 | BRAF/MEK抑制剂联合：达非尼/曲美替尼 |
| | *RET*突变，融合 | 塞尔帕替尼，凡德他尼，卡博替尼，仑伐替尼，普拉替尼[25] |

ROS1（ROS proto-oncogene 1 receptor tyrosine kinase）：ROS原癌基因1受体酪氨酸激酶；BRAF（v-raf murine sarcoma viral oncogene homolog B1）：v-raf小鼠肉瘤病毒癌基因同源物B1；MEK（mitogen-activated protein kinase/extracellular signal-related kinase kinase 1）：丝裂原活化蛋白激酶/细胞外信号相关激酶激酶1；TPS（tumor proportion score）：肿瘤比例评分；PD-1/PD-L1（programmed cell death protein/ligand 1）：程序性细胞死亡蛋白/配体1；ER（estrogen receptor）：雌激素受体；PR（progesterone receptor）：孕激素受体；ERBB2（ErbB2 receptor tyrosine kinase 2）：ErbB2受体酪氨酸激酶2；PARP（polyadenosine diphosphate-ribose polymerase）：聚腺苷二磷酸核糖聚合酶；HRD（homologous recombination deficiency）：同源重组缺陷；HRR（homologous recombination repair）：同源重组修复。

表4.3　晚期NSCLC分子图谱分析的指南建议[5]

| 标志物 | 指南 | | | |
|---|---|---|---|---|
| | ESMO | NCCN | CAP/AMP | ASCO |
| *EGFR* | √ | √ | √ | √ |
| *ALK* | √ | √ | √ | √ |
| *ROS1* | √ | √ | √ | √ |
| *BRAF* | √ | √ | * | √ |

（续 表）

| 标志物 | 指南 | | | |
|---|---|---|---|---|
| | ESMO | NCCN | CAP/AMP | ASCO |
| PD-L1 | √ | √ | — | — |
| *NTRK1*、*NTRK2*、*NTRK3* | √ | * | — | — |
| *KRAS* | — | * | † | * |
| *MET* | — | * | * | * |
| *RET* | — | * | * | * |
| *ERBB2* | — | * | * | * |
| TMB | — | — | — | — |

注：√推荐检测；*推荐拓展panel检测；†单个基因或拓展panel检测；—到目前为止无指南推荐检测。

## 聚焦新的生物标志物

一些新的遗传性变异已经被证明是有用的靶向治疗生物标志物。以下4种已经在某些类型的恶性肿瘤中临床应用，并且很可能对其他类型的肿瘤也具有指导意义。

### 涉及*NRG1*的基因融合

*NRG1*与*CD74*、*ATP1B1*、*SCDD4*、*RBPMS*或其他基因融合时会激活*ERBB*信号通路。*NRG1*融合首先在肺黏液腺癌中被报道。实体瘤中的*NRG1*融合在肺腺癌、胰腺导管腺癌、卵巢癌、胆管癌和

NSCLC中可以使用ERBB2（HER2）TKI阿法替尼进行治疗。

Zenocutuzumab（在研）是一种双特异性人源化全长IgG1抗体，能抑制ERBB2信号通路，对*NRG1*融合阳性的转移性实体瘤是另一种有前景的治疗选项。最近，这种药物被FDA授予了快速通道认可，并且正在招募患者参加一项Ⅰ期和Ⅱ期研究，以评估在这组患者中使用zenocutuzumab（在研）的效果。这些患者将被分为3个小组：NSCLC组、胰腺癌组和其他实体瘤组。

临床前证据还表明*NRG1*融合可能会使ALK抑制剂产生耐药性[29]。在大多数癌症中，*NRG1*融合的发生率不到1%，但在NSCLC中显著较高[30]，并且正在被探索作为进一步靶向治疗的非特异性肿瘤生物标志物[31]。*NRG1*融合可以通过IHC和FISH检测；RNA测序方法对基因融合的检测最为敏感[29]。

## 涉及*NTRK1*、*NTRK2*、*NTRK3*的基因融合

*NTRK*融合会导致激酶介导的途径持续激活。*NRTK*融合最初在结直肠癌中被发现，但随后发现也存在于纤维肉瘤（*ETV6–NTRK3*）、乳腺癌、甲状腺癌和其他癌种。IHC用于检测常见发生*NTRK1*、*NTRK2*、*NTRK3*融合的罕见癌症亚型，阴性结果可通过更敏感的FISH或NGS方法进行确认。大型NGS panel现已包含*NTRK1*、*NTRK2*、*NTRK3*融合基因，并用于肺部、乳腺、结直肠、胰腺、甲状腺和其他癌种的检测[32, 33]。*NTRK1*、*NTRK2*、*NTRK3*融合阳性肿瘤对泛肌动蛋白相关抑制剂拉罗替尼和恩曲替尼的有效应答，使这2种药物被美国[34]和欧盟批准作为非特异性肿瘤治疗药物[35, 36]。

## HRR相关基因突变

FDA最近批准了PARP抑制剂奥拉帕利和卢卡帕利用于治疗

转移性去势抵抗性前列腺癌（metastatic castration-resistant prostate cancer，mCRPC）患者。奥拉帕利的批准是基于PROfound临床研究的结果，该研究根据受HRR机制影响的基因对患者进行了分层[37]，其中一个队列纳入了*BRCA1*、*BRCA2*或*ATM*突变的患者，并检测了参与高保真度DNA修复机制的其他12个基因。卢卡帕利的批准是基于国际多中心Ⅱ期TRITON2研究的数据，该研究针对携带*BRCA1*、*BRCA2*突变的mCRPC患者。参与者进行了13个HRR相关基因的有害种系或体细胞突变的筛查[38]。这些以及其他研究[39]的结果已经扩展了对肿瘤同源重组修复缺陷的评估范围，其中包括*BARD1*、*BRIP1*、*CDK12*、*CHEK1*、*CHEK2*、*FANCA*、*NBN*、*RAD51*、*PALB2*等基因的突变。这些改变可以通过NGS大panel检测，或者可以通过分析基因组瘢痕来检测它们所造成的基因组不稳定性[40]。

## 首个可靶向*KRAS*突变

*KRAS*突变是实体瘤中最常见的致癌驱动基因之一，最常见于胰腺导管腺癌、NSCLC和结肠直肠癌。*KRAS*在信号传导中起核心作用，对肿瘤的发生和发展非常重要，然而，直到最近，还没有针对任何*KRAS*突变的靶向治疗方案。FDA近期批准了首个RAS GTP酶家族抑制剂索托拉西，用于*KRAS* p.G12C突变的局部晚期或转移性NSCLC的成年患者。批准索托拉西的依据是一项全球性的Ⅰ期或Ⅱ期CodeBreaK 100临床试验的初步结果，研究评估了索托拉西对携带*KRAS* p.G12C突变的晚期实体瘤患者的疗效和安全性。研究的长期随访数据显示，1年总生存期（overall survival，OS）为50.8%，2年OS为32.5%[41]。索托拉西在该试验中也显示出在转移性胰腺癌患者中具有一定临床意义[42]。大多数NGS panel已经包括*KRAS* p.G12C这个位点。

## 本章要点

- 检测项目的类型、可用性、报告周期和检测成本都是在确定适当的分子图谱分析时需要考虑的重要因素。
- 检测申请应包括患者信息，诊断、转诊原因和治疗史的说明，以帮助进行基因测序的病理学家和（或）实验室评估样本的质量，并确定最佳的基因检测方法。
- 患者对检测内容及样本存储的知情同意是分子图谱分析申请的重要组成部分。
- 反射式检测，通常是病理医师发起的分子图谱分析，在进行病理诊断时同时开展，是一种可以节省分析时间并确保患者接受全面生物标志物检测的方式。
- 生物标志物的选择取决于肿瘤部位、病史、疾病进展以及适用的指南。
- 不同的指南可能会有很大的差异。最好是遵循适应当地情况或相关机构认定的指南。
- 大多数生物标志物已经针对特定的癌种进行了验证。一小部分新的生物标志物，包括*NRG1*、*NTRK1*、*NTRK2*、*NTRK3*和HRR通路相关基因，是肿瘤非特异性的，已经有了获批的匹配靶向治疗方案。

## 参考文献


1. Thunnissen E, Weynand B, Udovicic-Gagula D et al. Lung cancer biomarker testing: perspective from Europe. *Transl Lung Cancer Res* 2020; 9: 887−897.
2. Cheema PK, Gomes M, Banerji S et al. Consensus recommendations for optimizing biomarker testing to identify and treat advanced *EGFR*-mutated non-small-cell lung cancer. *Curr Oncol* 2020; 27: 321−329.
3. Matthews P, Beharry A, Nematollahi M et al. Clinical impact of rapid biomarker testing in non-small cell lung cancer in a community setting. *Lab Invest* 2020; 100: 1802.
4. Tredan O, Wang Q, Pissaloux D et al. Molecular screening program to select molecular-based recommended therapies for metastatic cancer patients: analysis from the ProfiLER trial. *Ann Oncol* 2019; 30: 757−765.
5. Kerr KM, Bibeau F, Thunnissen E et al. The evolving landscape of biomarker testing for non-small cell lung cancer in Europe. *Lung Cancer* 2021; 154: 161−175.
6. Hsiao SJ, Sireci AN, Pendrick D et al. Clinical utilization, utility and reimbursement for expanded genomic panel testing in adult oncology. *JCO Precis Oncol* 2020; 4: 1038−1048.
7. Braxton DR, Huang Y, Darabi S et al. Pathology molecular reflex testing improves turnaround-time and overall molecular testing rates in NSCLC. *J Clin Oncol* 2021; 39(15_suppl): e13507.

8. Kim L, Tsao MS. Tumour tissue sampling for lung cancer management in the era of personalized therapy: what is good enough for molecular testing? *Eur Respir J* 2014; 44: 1011−1022.
9. DeMartino JK. NCCN Work Group Report: emergent issues in tissue allocation. *J NCCN* 2016; 14: 265−271.
10. Robson ME, Bradbury AR, Arun B et al. American Society of Clinical Oncology policy statement update: genetic and genomic testing for cancer susceptibility. *J Clin Oncol* 2015; 33: 3660−3667.
11. Jain R, Savage MJ, Forman AD et al. The relevance of hereditary cancer risks to precision oncology: what should providers consider when conducting tumor genomic profiling? *J Natl Compr Cancer Netw* 2016; 14: 795−806.
12. Ilié M, Hofman V, Bontoux C et al. Setting up an ultra-fast next-generation sequencing approach as reflex testing at diagnosis of non-squamous non-small cell lung cancer; experience of a single center (LPCE, Nice, France). *Cancers (Basel)* 2022; 14: 2258.
13. Sheffield BS, Beharry A, Diep J et al. Point of care molecular testing: community-based rapid next-generation sequencing to support cancer care. *Curr Oncol* 2022; 29: 1326−1334.
14. Anand K, Phung T, Bernicker EH et al. Clinical utility of reflex ordered testing for molecular biomarkers in lung adenocarcinoma. *Clin Lung Cancer* 2020; 21: 437−442.

15. Cheema PK, Menjak IB, Winterton-Perks Z et al. Impact of reflex EGFR/ALK testing on time to treatment of patients with advanced nonsquamous non-small-cell lung cancer. *J Oncol Pract* 2016; 13: e130−e138.
16. Zhou S, Sikorski D, Xu H et al. Defining the criteria for reflex testing for *BRAF* mutations in cutaneous melanoma patients. *Cancers (Basel)* 2021; 13: 2282.
17. Smeltzer MP, Wynes MW, Lantuejoul S et al. The International Association for the Study of Lung Cancer Global Survey on Molecular Testing in Lung Cancer. *J Thorac Oncol* 2020; 15: 1434−1448.
18. El-Diery WS, Goldberg RM, Lenz HJ et al. The current state of molecular testing in the treatment of patients with solid tumors, 2019. *CA Cancer J Clin* 2019; 69: 305−343.
19. Malone ER, Oliva M, Sabatini PJ et al. Molecular profiling for precision cancer therapies. *Genome Med* 2020; 12: 8.
20. US Food and Drug Administration. List of cleared or approved companion diagnostic devices (in vitro and imaging tools). FDA, 2022. www.fda.gov/medical-devices/in-vitro-diagnostics/list-cleared-or-approved-companion-diagnostic-devices-in-vitro-and-imaging-tools, last accessed 26 August 2022.
21. Zhao J, Xia Y. Targeting HER2 alterations in non-small cell lung cancer: a comprehensive review. *JCO Precis Oncol* 2020; 4: 411−425.

22. Wolf J, Seto T, Han J et al. Results of the GEOMETRY mono-1 phase II study for evaluation of the MET inhibitor capmatinib (INC280) in patients (pts) with MET Δ ex14 mutated advanced non-small cell lung cancer (NSCLC). *ESMO* 2018; 29(suppl 8): viii741–2.
23. Paik P, Veillon R, Cortot AB et al. Phase II study of tepotinib in NSCLC patients with METex14 mutations. *J Clin Oncol* 2019; 37: 9005.
24. Drilon A, Rekhtman H, Arcila M et al. Cabozantinib in patients with advanced RET-rearranged non-small-cell lung cancer: an open-label, single-centre, phase 2, single-arm trial. *Lancet Oncol* 2016; 17: 1653–1660.
25. American Society of Clinical Oncology. 2020 FDA approvals of drugs for cancer treatment. The ASCO Post. www.ascopost.com/issues/december-25-2020/2020-fda-approvals-of-drugs-for-cancer-treatment, last accessed 16 August 2022.
26. Turner NC, Balmaña J, Poncet C et al. Niraparib for advanced breast cancer with germline *BRCA1* and *BRCA2* mutations: the EORTC 1307-BCG/BIG5-13/TESARO PR-30-50-10-c BRAVO study. *Clin Cancer Res* 2021; 27: 5482–5491.
27. Goyal L, Meric-Bernstam F, Hollebecque A et al. FOENIX-CCA2: a phase II, open-label, multicenter study of futibatinib in patients (pts) with intrahepatic cholangiocarcinoma (iCCA) harboring *FGFR2* gene fusions or other rearrangements. *J Clin Oncol* 2020; 38(15_suppl): 108.

28. US Food and Drug Administration. FDA approves ivosidenib for advanced or metastatic cholangiocarcinoma. www.fda.gov/drugs/resources-information-approved-drugs/fda-approves-ivosidenib-advanced-or-metastatic-cholangiocarcinoma, last accessed 16 August 2022.
29. Laskin J, Liu SV, Tolba K et al. NRG1 fusion-driven tumors: biology, detection, and the therapeutic role of afatinib and other ErbB-targeting agents. *Ann Oncol* 2020; 31: 1693−1703.
30. Jonna S, Feldman RA, Swensen J et al. Detection of NRG1 gene fusions in solid tumors. *Clin Cancer Res* 2019; 25: 4966−4972.
31. Merus. Press release. Merus granted FDA fast track designation of zenocutuzumab for the treatment of patients with neuregulin 1 fusion cancers. https://ir.merus.nl/news-releases/news-release-details/merus-granted-fda-fast-track-designation-zenocutuzumab-treatment, last accessed 16 August 2022.
32. Solomon JP, Benayed R, Hechtman JF et al. Identifying patients with NTRK fusion cancer. *Ann Oncol* 2019; 30(suppl 8): viii16−22.
33. Chung CB, Lee J, Barritault M et al. Evaluating targeted next-generation sequencing assays and reference materials for NTRK fusion detection. *J Mol Diagn* 2021; 22: 19−32.
34. Dunn DB. Larotrectinib and entrectinib: TRK inhibitors for

the treatment of pediatric and adult patients with NTRK gene fusion. *J Adv Pract Oncol* 2020; 11: 418–423.

35. European Medicines Agency. EPAR: Vitrakvi (iarotrectinib). www.ema.europa.eu/en/medicines/human/EPAR/vitrakvi, last accessed 16 August 2022.
36. European Medicines Agency. EPAR: Rozlytrek (entrectinib). www.ema.europa.eu/en/medicines/human/EPAR/rozlytrek, last accessed 16 August 2022.
37. De Bono J, Mateo, J, Fizazi K et al. Olaparib for metastatic castration-resistant prostate cancer. *N Engl J Med* 2020; 382: 2091–2102.
38. Abida W, Campbell D, Patnaik A et al. Preliminary results from the TRITON2 study of rucaparib in patients with DNA repair (DDR)-deficient metastatic castration-resistant prostate cancer (mCRPC): updated analyses. *Ann Oncol* 2019; 30(suppl 5): v327–v328.
39. Smith MR, Sandhu SK, Kelly WK. Pre-specified interim analysis of GALAHAD: a phase II study of niraparib in patients with metastatic castration-resistant prostate cancer (mCRPC) and biallelic DNA-repair gene defects (DRD). *Ann Oncol* 2019; 30(suppl 5): v884–v885.
40. Gou R, Dong H, Lin B. Application and reflection of genomic scar assays in evaluating the efficacy of platinum salts and PARP inhibitors in cancer therapy. *Life Sci* 2020; 261: 118434.

41. Dy GK, Govindan R, Velcheti V et al. Long-term outcomes with sotorasib in pretreated *KRAS* p.G12C-mutated NSCLC: 2-year analysis of CodeBreaK 100. AACR annual meeting 2022. Abstract CT008. Presented 10 April 2022.
42. Strickler JH, Stake H, Hollebecque et al. First data for sotorasib in patients with pancreatic cancer with *KRAS* p.G12C mutation: a phase I/II study evaluating efficacy and safety. 2022 ASCO Plenary Series. Abstract 360490. Presented 15 February 2022.

# 5 报告解读

虽然有关于癌症序列变异应如何报告的指南，但分子图谱报告在格式、风格和为解读提供的说明方面差异很大[1,2]。AMP开展的一项调查显示，实施NGS的实验室报告存在的主要差异包括：如何对变异进行分类，是否报告等位基因频率和野生型结果，以及何时报告有关检测未达到质量标准的基因组区域的信息[1]。

不过，分子图谱报告中始终包含以下内容：

- 患者身份信息和转诊原因；
- 所用样本的说明，包括有关的异常或局限性；
- 所用检测方法的说明，包括有关的局限性；
- 检测到的变异列表，使用标准命名法表示，包括变异等位基因分数；
- 基于现有证据的临床建议。

本章展示了不同实验室的报告范例，并重点标注了可从这一类文件中收集到的重要信息。

## 临床建议的分级分类系统

为了突出临床建议的等次，AMP、ASCO、CAP和ESMO等组织设计了分级系统，即根据支持证据的级别对变异的临床用途进行分级。这些广泛使用的分级系统可能会出现在分子图谱报告中，因为有些实验室已将内部制定的分类方式与其进行了统一[3]。对于治疗决策，分级系统中的Ⅰ级变异最有参考价值，具有很强的临床意义，ESCAT系统[4]与AMP、ASCO和CAP[1]的联合共识建议（Joint Consensus Recommendation，JCR）系统都是如此。Ⅱ级及以上的变异则有助于确定哪些患者适合进行临床试验，这也是2种分类系统存在区别的地方（表5.1）。

表5.1 ESCAT和JCR变异分级分类系统的比较[1, 4, 5]

| ESCAT | | | AMP/ASCO/CAP的JCR | | | |
|---|---|---|---|---|---|---|
| 级别 | 说明 | 临床相关性 | 级别 | 说明 | 临床相关性 | 实例 |
| Ⅰ | 可用于常规临床决策的生物标志物 | 标准治疗 | 1 | 具有重大临床意义的变异 | 标准治疗 | 乳腺癌中的*ERBB2* |
| Ⅱ | 可预测患者对靶向药物反应的生物标志物，但需要更多数据 | 研究性 | 2 | 具有潜在临床意义的变异 | 研究性（临床和临床前） | CUP中的*ERBB2* p.S310F[5] |
| Ⅲ | 在其他肿瘤类型或类似分子靶点中显示出临床疗效的生物标志物 | 假设性 | | | | |
| Ⅳ | 具有临床前可干预性证据的生物标志物 | 假设性 | | | | |
| Ⅴ | 支持联合靶向疗法的证据 | 联合疗法（开发） | | | | HNSCC中的*TP53*失活突变[6] |
| | | | 3 | 临床意义不明确的变异 | | CUP中的*STK11*[5] |
| X | 无可干预性证据 | | 4 | 良性或可能良性的变异 | | |

CUP（cancer of unknown primary）：原发性不明的癌症；HNSCC（head and neck squamous cell carcinoma）：头颈部鳞状细胞癌。

## 证据排序系统

许多公共数据库和实验室自有的数据库包含从同行的评议文献和临床试验文件中收集、筛选与整理有关生物标志物的诊断、预测及预后效用的证据。表5.2是这些数据库和知识库的部分列表。为了评估将特定生物标志物与临床表现联系起来的证据强度，一些数据库开发了证据排序系统，结果可能被纳入分子图谱报告中。常用的2个系统来自OncoKB[7]数据库和CIViC[8]数据库（表5.3，表5.4）。OncoKB数据库使用专门的方案对治疗、诊断和预后信息的证据等级进行排序。CIViC数据库使用证据水平和信任度相结合的评分。

表5.2　可帮助解释癌症变异报告的可检索数据库

| 数　据　库 | 网　　址 |
|---|---|
| **癌症专属** | |
| COSMIC（catalog of somatic mutations in cancer，癌症体细胞突变目录） | cancer.sanger.ac.uk/cosmic |
| My Cancer Genome（我的癌症基因组） | mycancergenome.org |
| Personalized Cancer Therapy（个性化癌症治疗——精准肿瘤学知识库） | pct.mdanderson.org/#/ |
| cBioPortal（癌症基因组学数据库） | cbioportal.org |
| IntOGen（Integrative onco-genomics，综合肿瘤基因组学）（巴塞罗那生物医学基因组学实验室） | intogen.org/search |

（续　表）

| 数　据　库 | 网　　址 |
|---|---|
| ICGC数据门户（国际癌症基因组联盟） | dcc.icgc.org |
| OncoKB（精确肿瘤学知识库） | oncokb.org |
| CIViC（癌症变异的临床解读） | civicdb.org/welcome |
| NCCN生物标志物简编 | nccn.org/compendia-templates/compendia/biomarkers-compendium |
| **通用** | |
| dbVar（NCBI人类基因组结构变异数据库） | ncbi.nlm.nih.gov/dbvar |
| dbSNP（NCBI人类单核苷酸变异数据库） | ncbi.nlm.nih.gov/snp |
| ClinVar（NCBI基因组变异对健康影响数据库） | ncbi.nlm.nih.gov/clinvar |
| ClinicalTrials.gov（私人和公共资助的临床研究） | clinicaltrials.gov |
| Genome（NCBI注释基因组数据库） | ncbi.nlm.nih.gov/genome |

NCBI（National Center for Biotechnology Information）：美国国家生物技术信息中心。

表 5.3　OncoKB 生物标志物临床相关性证据等级分类[7]

| | 临床相关性 | 认　可* | 说　　明† |
|---|---|---|---|
| 治疗 | | | |
| 1 | 标准治疗 | FDA | 预测对 FDA 批准的药物的反应 |
| 2 | 标准治疗 | NCCN 或其他 | 预测对 FDA 批准的药物的反应 |
| 3A | 研究性 | 临床证据 | 预测对某种药物的反应 |
| 3B | 标准治疗<br>研究性 | 临床证据 | 预测对 FDA 批准的药物或研究药物在其他适应证中的反应 |
| 4 | 假设性 | 生物学证据 | 预测对某种药物的反应‡ |
| R1 | 标准治疗 | | 预测对 FDA 批准的药物的耐药性 |
| R2 | 研究性 | 临床证据 | 预测对某种药物的耐药性‡ |
| 诊断 | | | |
| Dx1 | 标准治疗 | FDA 和（或）其他 | 诊断所需 |
| Dx2 | 标准治疗<br>研究性 | FDA 和（或）其他 | 支持诊断 |
| Dx3 | 研究性 | 临床证据 | 可协助疾病诊断 |

（续　表）

| 临床相关性 | 认　可 | 说　明 |
|---|---|---|
| 预后 | | |
| Px1 | FDA 和（或）其他 | 预后；来自有充分证据的研究 |
| Px2 | FDA 和（或）其他 | 预后；来自小型研究 |
| Px3 | 临床证据 | 预后；有充分证据的研究 |

* 获得 FDA、NCCN 或其他专业指南的认可，或临床或生物学证据。
† 除非另有说明，证据均针对特定适应证。
‡ 不区分适应证的。

表 5.4　CIViC 变异证据项目得分[8]

将证据级别得分乘以信任评级得分获得变异证据项目得分。CIViC 可干预性得分是一个变异所有证据项目得分的总和。分值越高越好。

| 证据级别 * | | |
|---|---|---|
| A | 经过验证的关联 | 10 分 |
| B | 临床证据 | 5 分 |
| C | 病例研究 | 3 分 |
| D | 临床前关联 | 1 分 |
| E | 推断关联 | 0.25 分 |

（续　表）

| 信任评级 | | |
|---|---|---|
| 5 | 最高信任度 | 5分 |
| 4 | 强力支持 | 4分 |
| 3 | 支持度一般 | 3分 |
| 2 | 不太支持 | 2分 |
| 1 | 不支持 | 1分 |

* 大型临床研究得分最高，病例研究、体外研究和推论证据得分较低。
CIViC（Clinical Interpretations of Variants in Cancer）：癌症变异的临床解释。

## 术语说明

分子图谱报告的指南建议使用标准命名法来描述基因变异和染色体异常[1]。在分子诊断领域，虽然质量评估显示癌症变异的报告方式存在变化[9]，但国际人类细胞遗传命名系统（International System of Human Cytogenetic Nomenclature，ISCN）和人类基因组变异协会（Human Genome Variation Society，HGVS）的命名法已被广泛接受[10]。命名法的目的是在核苷酸、蛋白质或染色体水平上报告变异的确切坐标、变异的细节和变异的影响。图5.1和图5.2是命名法构成的简短入门，而深入理解命名法并无必要。如需ISCN和HGVS命名法的标准在线参考资料，请访问https://iscn.karger.com。

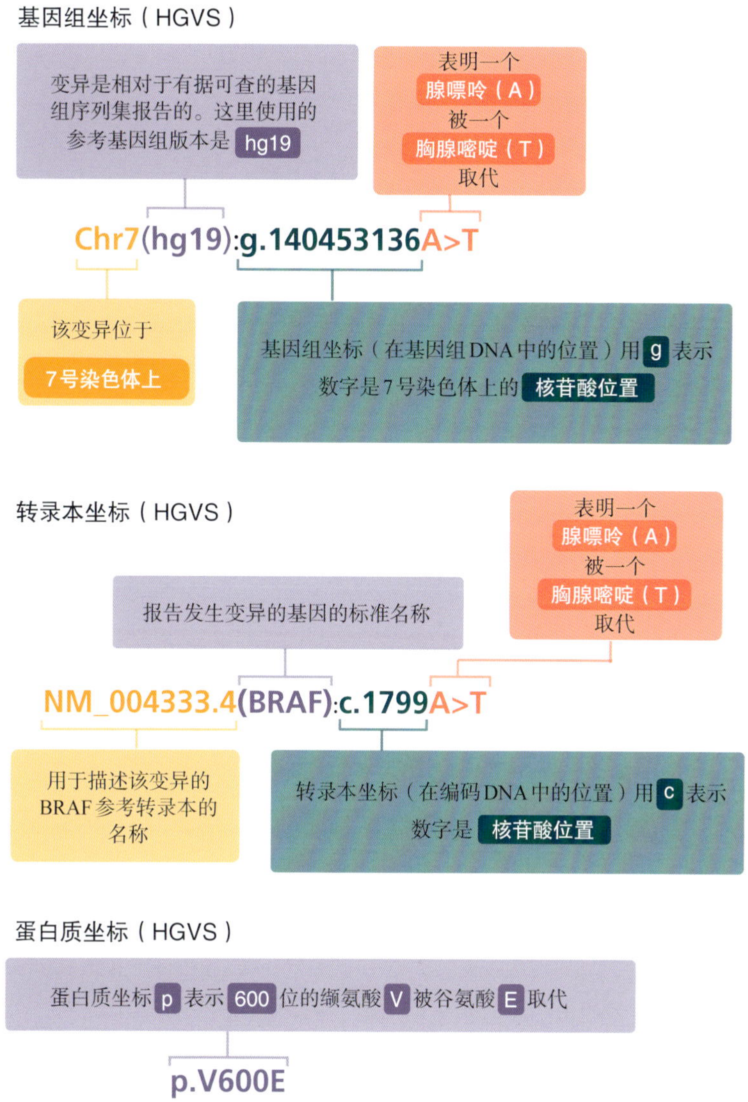


图5.1 *BRAF* p.V600E 突变在基因组、转录本和蛋白质水平上的命名法

请注意，坐标中每个元素的位置可能有所不同（例如，基因名称通常写在参考转录本名称之前）。

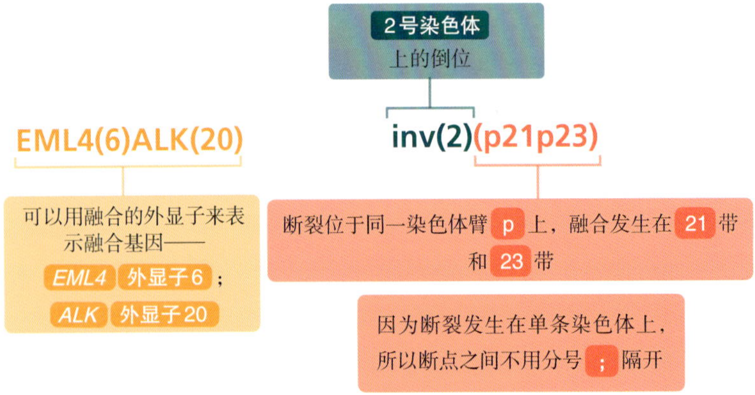


图5.2　*EML4-ALK*融合基因的命名法

图5.3提供了2个检测到*BRAF* V600E突变的分子图谱报告示例，突出显示了报告内容的一致性。

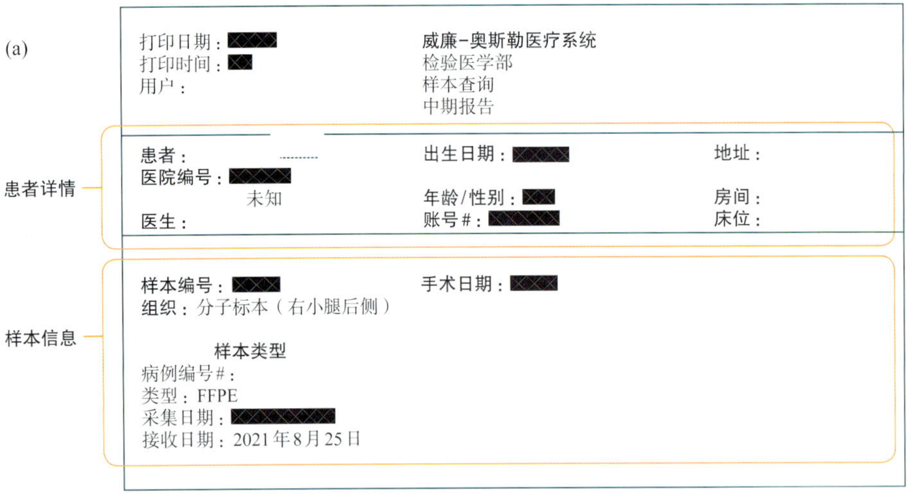


图5.3　检测到*BRAF* V600E突变的分子图谱报告的2个示例

识别的变异，用标准命名法表示

**诊断**
皮肤（右小腿），活检：
–黑色素瘤。

*BRAF*：阳性（V600E）。

**结果**

| 基因 | AA变化 | 频率% | DNA变化 |
|---|---|---|---|
| *BRAF* | V600E | 20.8% | c.1799T>A |

解析和评论

**评论**
靶向新一代测序结果显示患者存在*BRAF* V600E致癌驱动基因。据预测，患者会因此对BRAF/MEK抑制剂治疗敏感。
在确定最合适的后续治疗时，需要进行临床相关性分析。

**标本编号：**[redacted]　　**收集日期：**[redacted]

样本评估

**标本信息**
病例/标本编号：
标本块/切片编号：1C
细胞度：高
肿瘤含量：10%
来源医院诊断：恶性黑色素瘤，溃疡
接收材料：标本块1C

关于所做检测的信息

**其他信息**
本报告的NGS检测是在Genexus集成测序仪上使用Oncomine精确测定检测（OPA）试剂进行的。使用的组集作为实验室开发的检测项目已通过临床验证。经验证，该组集可检测单核苷酸变异（SNV）和等位基因频率大于5%的小插入或缺失（indel）。该组集可检测以下基因中关键热点的SNV和indel：*AKT1*、*AKT2*、*AKT3*、*ALK*、*AR*、*ARAF*、*BRAF*、*CDK4*、*CDKN2A*、*CHEK2*、*CTNNB1*、*EGFR*、*ERBB2*、*ERBB3*、*ERBB4*、*ESR1*、*HRAS*、*IDH1*、*IDH2*、*KIT*、*KRAS*、*MAP2K1*、*MAP2K2*、*MET*、*MTOR*、*NRAS*、*NTRK1*、*NTRK2*、*NTRK3*、*PDGFRA*、*PIK3CA*、*PTEN*、*RAF1*、*RET*、*ROS1*、*SMO*、*TP53*。该检测方法可检测到计算的拷贝数比率超过5.0的拷贝数增加，可检测到的基因包括：*ALK*、*AR*、*CD274*、*CDKN2A*、*EGFR*、*ERBB2*、*ERBB3*、*FGFR1*、*FGFR2*、*FGFR3*、*KRAS*、*MET*、*PIK3CA*、*PTEN*。该检测法还利用RNA组件检测有一定数量RNA reads的融合癌基因。该检测方法可检测涉及以下基因的融合：*ALK*、*AR*、*BRAF*、*EGFR*、*ESR1*、*FGFR1*、*FGFR2*、*FGFR3*、*MET*、*NRG1*、*NTRK1*、*NTRK2*、*NTRK3*、*NUTM1*、*RET*、*ROS1*、*RSPO2*、*RSPO3*。请注意，该检测方法仅用于检测体细胞变异。检测结果不适用于种系突变检测。对于可能因样本不理想或亚克隆突变造成的频率较低的突变，该检测方法的灵敏度会降低。检测结果可能会因批次有所不同。在解析NGS数据时，与其他临床结果的相关性至关重要。使用人类基因组19（hg19）作为变异报告的参考序列；使用Genexus集成测序仪进行测序，使用Genexus 6.2.1版软件进行生物信息分析。所有治疗决策均应由有资质的肿瘤内科医生做出。如果在解析本报告时出现任何问题或疑虑，请联系本实验室。
所有IHC检测均在使用OptiView检测系统的Ventana Benchmark Ultra IHC染色仪上进行。

图5.3 （续）

(b)

| | |
| --- | --- |
| | 机构 |
| 患者详情 | 样本块ID：<br>样本ID：<br>患者姓名：<br>出生日期：　　年龄：<br>性别： |
| | 要求进行分子检测的临床医生：<br>病区或服务机构：肿瘤科<br>日期： |
| 转诊原因 | **转诊原因**<br>男性患者躯干出现不规则色素性病变。诊断结果为黑色素瘤。经评估，该材料适合进行分子分析。 |
| 样本评估 | **样本类型：**切除肿瘤的FFPE切片。<br>从准备好的切片中，选择肿瘤细胞密度最高的区域；再选择一个80%由细胞组成的区域进行DNA的选择性提取。<br>**注意：**黑色素含量高。 |
| 检测要求 | **检测要求：***BRAF*、*NRAS*、*KIT*分子分析。 |
| 识别的变异，用标准命名法表示，附解析 | **基因分型结果：**<br>*BRAF*外显子15（c.1799T＞A）p.V600E出现突变。<br>其他检测基因均为野生型。<br>**解释：**<br>*BRAF*基因存在致敏突变。<br><br>在组织样本提取的DNA中，我们检测到*BRAF*外显子15（c.T1799A）的相关蛋白发生了p.V600E氨基酸变化。*BRAF*基因突变使患者对酪氨酸激酶抑制剂敏感。 |
| 检测详情 | **使用的基因分型方法/商业试剂盒：**<br>使用实验室开发的NGS组集进行*BRAF*基因突变分析，该组集如Malapelle U等人撰写的《癌症患者ctDNA中临床相关基因突变的NGS基因组集的开发》（Malapelle U, et al. Development of a gene panel for next-generation sequencing of clinically relevant mutations in cell-free DNA from cancer patients. *Br J Cancer* 2017；116：802-810.）一文所报道，能够检测临床相关的DNA基因变异。 |
| | 签名： |

图5.3（续）

## 解读结果和MTB

鉴于接受分子变异检测的患者人数不断增加，靶向疗法的种类也在不断增多，临床医生在解读和应对NGS结果方面越来越需要帮助。即使分子图谱分析结果显示目前尚无匹配的靶向疗法，它也可能传递其他与患者治疗相关的信息，比如患者的预后、参与临床试验的资格和辨别标准方案外用药的可能性等。因此，许多医疗中心建立了MTB以帮助解析结果并促进精准医学的应用。

MTB通常是由分子病理学家、肿瘤内科医生、外科医生、放射科医生、遗传学家、药剂师、生物信息学家和生物学家组成的MDT。他们定期开会讨论个别患者的病例，就治疗和（或）潜在的临床试验提供一致性建议[11]，对已批准药物的标准方案外使用进行裁决，并在分子图谱报告解析不明朗时讨论下一步措施[12, 13]。MTB会议通常关注罕见、难治或晚期疾病患者。最近对接受过MTB审查的癌症患者进行的一项系统回顾研究显示，患者的临床治疗效果有所改善[14]。

并非所有机构和医疗体系都拥有建立此类评估小组所需的资源和经验，这可能导致尤其是罕见或具有挑战性的癌症病例中的生物标志物数据得不到最佳利用[15]。为更好地支持MTB的行动，目前各界正在探索如何利用符合患者隐私法规的众包知识和信息平台[13]。欧洲已经建立了一个数字化MTB门户网站，欧洲癌症核心组织（Cancer Core Europe）的7个综合癌症中心可通过该门户网站共享和利用NGS数据。该门户网站实现了测序结果解析和报告的自动化，并为不同用户访问可操作结果提供了用户友好界面。它还提供通过网络开放招募的临床试验的数据库[16]。

## 本章要点

- 分子图谱分析报告的格式、风格和为支持解析而提供的说明体量可能各不相同。不过，这些报告始终包括患者信息、样本特征、采用的检测方法、检测到的变异以及相应的临床建议。
- ESCAT和JCR是许多实验室使用的分级分类系统，根据支持证据的级别对变异的临床建议进行分级。在这2个系统中，一级变异的信息量最大，临床价值最高。
- 许多癌症专用数据库和通用数据库从同行的评审文献和临床试验文件中收集、整理和编目有关生物标志物诊断、预测和预后效用的证据。
- 报告变异时使用标准命名法，描述变异的确切坐标、改变的细节以及该改变在核苷酸、染色体或蛋白质水平上的影响。
- 大约1/4的受检患者携带的基因组变异可与靶向治疗相匹配，提供治疗或预后信息，或使患者有资格参加临床试验。
- 与检测病理学家讨论有助于解析和应用从分子图谱分析报告提取的信息。
- 对于更复杂的病例，由分子病理学家、肿瘤内科医生、外科医生、放射科医生、药剂师、遗传学家、生物信息学家和生物学家组成的MTB可以对个别病例进行审查，并提供诊疗方案建议。

## 参考文献

1. Li MM, Datto M, Duncavage EJ et al. Standards and guidelines for the interpretation and reporting of sequence variants in cancer: a joint consensus recommendation of the Association for Molecular Pathology, American Society of Clinical Oncology and College of American Pathologists. *J Mol Diag* 2017; 19: 4–23.
2. European Committee for Standardization, Medical Laboratories – Requirements for quality and competence (ISO 15189: 2012). www.iso.org/obp/ui/#iso:std:iso:15189:ed-3:v2:en, last accessed 16 August 2022.
3. Parikh BA, Love-Gregory L, Duncavage EJ, Heusel JW. Identification of challenges and a framework for implementation of the AMP/ASCO/CAP classification guidelines for reporting somatic variants. *Pract Lab Med* 2020; 21: e00170.
4. Mateo J, Chakravarty D, Dienstmann R et al. A framework to rank genomic alterations as targets for cancer precision medicine: the ESMO Scale for Clinical Actionability of molecular Targets (ESCAT). *Ann Oncol* 2018; 29: 1895–1902.
5. Leichsenring J, Horak P, Kreutzfeldt S et al. Variant classification in precision oncology. *Int J Cancer* 2019; 145: 2996–3010.
6. Marret G, Bièche I, Dupain C et al. Genomic alterations in head and neck squamous cell carcinoma: level of evidence

according to ESMO Scale for Clinical Actionability of Molecular Targets (ESCAT). *JCO Precis Oncol* 2021; 5: 215–226.

7. OncoKB.™ Therapeutic level of evidence v2. www.oncokb.org/levels#version=V2, last accessed 16 August 2022.
8. CIViC Variant Evidence Score. https://civic.readthedocs.io/en/latest/model/variants/evidence_score.html, last accessed 16 August 2022.
9. Keppens C, Tack V, Dufraing K et al. Variation in nomenclature of somatic variants for selection of oncological therapies: can we reach a consensus soon? *Hum Mutat* 2020; 41: 7–16.
10. den Dunnen JT, Dalgleish R, Maglott DR et al. HGVS recommendations for the description of sequence variants: 2016 update. *Hum Mutat* 2016; 37: 564–569.
11. Basse C, Morel C, Alt M et al. Relevance of a molecular tumour board (MTB) for patients' enrollment in clinical trials: experience of the Institut Curie. *ESMO Open* 2018; 3: e000339.
12. van der Velden DL, van Herpen CML, van Laarhoven HWM et al. Molecular tumor boards: current practice and future needs. *Ann Oncol* 2017; 28: 3070–3075.
13. Shruti R, Pitel B, Wagner AH et al. Collaborative, multidisciplinary evaluation of cancer variants through virtual molecular tumor boards informs local clinical practices. *JCO*

*Clin Cancer Inform* 2021; 4: 602−613.

14. Larson KL, Huang B, Weiss HL et al. Clinical outcomes of molecular tumor boards: a systematic review. *JCO Precis Oncol* 2021; 2021: 1122−1132.
15. Moore DA, Kushnir M, Mak G et al. Perspective analysis of 895 patients on a UK genomics review board. *ESMO Open* 2019; 4: e000469.
16. Tamborero D, Dienstmann R, Rachid MH et al. The Molecular Tumor Board Portal supports clinical decisions and automated reporting for precision oncology. *Nat Cancer* 2022; 3: 251−261.

# 6　与患者交谈

实施分子图谱分析检测的一个基本项目是与患者进行检测前和检测后的交谈。谈话的关键是清晰地传达分子图谱检测的价值和切合实际的期望，如果检测费用不可报销，则应告知相关的资助计划、慈善机构或其他费用支付方式的信息。面对这一改变人生的诊断，患者必然要对谈话中提供的信息进行权衡。耐心、坚持和合作至上的态度是患者与肿瘤学家之间坦诚交流的基础（图6.1）。

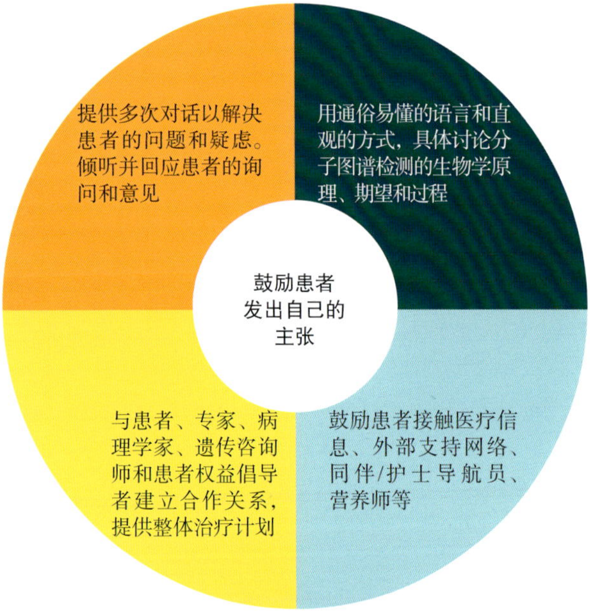


图6.1　与患者交谈的建议

## 检测前谈话：耐心与坚持

建议患者进行分子图谱分析可能需要多次谈话。首先，患者的问题需要在检测前解决。虽然时间至关重要，但建立信任的过程需要倾听患者的顾虑，并提供具体建议或更多信息来解决这些问题。其次，患者面对癌症诊断会难以专注于谈话的细节[1]，提供录音服务或多次对话可以让患者和其照料者重温关键信息。

患者对癌症和分子检测的了解有限。鉴于患者通常从互联网或社交媒体获取健康信息，肿瘤学家必须经常消除患者的错误认识。无歧义的沟通至关重要[2]。建议在和患者进行检测前的谈话中提供以下信息。

## 检测背后的生物学原理

考虑进行肿瘤谱分析的患者应了解为什么检测生物标志物能改善他们的治疗，而这必然需要向患者简短且有效地介绍什么是肿瘤遗传学。一场关于生物标志物与治疗方案之间的生物学联系的谈话可以阐明进行检测的理由，使患者在下决定时对此的认知不再是一个抽象概念。为构建无障碍的沟通，必须使用通俗易懂的语言[3, 4]，不过分简化概念，并提供可视化材料[1, 5, 6]。

## 该期待什么，不该期待什么

一般来说，患者对分子图谱分析持积极态度[3]。他们可能期望获得更好的治疗方案、为医学研究作出贡献（在临床试验的情况下）或增进对自身癌症情况的了解[7]。然而，他们的期望往往超过了在个体病例中检测到可干预突变的实际可能性[3]。应结合患者的具体癌症情况，预先讨论检测的可能结果。同样重要的是说明活检过程、潜在的风险以及为什么决定进行分子图谱分析的决策过程。最后一点对于心存疑虑或恐惧的患者尤为重要。

## 如何使用结果

调查显示，接受分子图谱检测的癌症患者几乎一致地表示，他们期望结果能够帮助改进治疗方案[8]。他们对意义不明的变异不太重视[9]。为此，以证据为基础，如有可能使用决策树和病例研究中的实例来说明在患者这一具体病例中如何使用分子图谱分析的结果，这样可以减轻患者的恐惧和过高的期望。

## 检测后谈话：合作伙伴关系

与患者一起讨论分子图谱报告的结果需要时间，并且内容应与检测前关于期望和如何使用结果的谈话相对应。和患者对报告中与治疗最相关的内容达成共识，讨论治疗方案的选项、差别和对生活质量可能产生的影响（例如，全身化疗与靶向药物治疗），这是下一步治疗方案的任何有意义的决定的基础。鼓励患者回顾自己的病史并思考自己希望如何应对癌症，这可以促成富有成效的交流，确保为每个人提供合适的治疗。

有些检测的生物标志物可能会给出明确的治疗建议，但有些可能并不明确。为确保给患者准确提供检测结果解析和下一步措施的建议，在与患者交流之前可先与检测病理学家或MTB讨论不太明确的结果[10]。此外，若出现新的疗法和患者的临床症状发生变化，根据检测的生物标志物和报告的结果，可考虑重新评估患者的分子图谱特征。重新评估这一要求可由肿瘤学家或患者提出，因为他们都可能遇到有用的信息或有所疑问。

## 合作也意味着专家支持

癌症治疗和分子图谱分析的复杂性和影响力远远超出了人们对肿瘤专家专业能力的合理预期。对于可能预示着患者有资格进行临床试验或二次使用靶向疗法的Ⅱ级或更高级别生物标志物而言，情况尤其如此。因此，要保持一个开放的态度，考虑其他来源的经验见解，这可能源自专业交流，也可能源自患者本身。

目前，正在进行的肿瘤临床试验数量之多前所未有。仅在2018年，全球就启动了约1 200项临床试验，其中1/4研究了3种或3种以上的生物标志物[11]。与研究医院和大型医疗体系间的联络可以获得临床试验的方案及其招募信息，调查显示患者愿意为了这些机会长途跋涉［超过322千米（200英里），调查基于1 000多名患者］[12]。欧洲癌症研究和治疗组织（European Organisation for Research and Treatment of Cancer，EORTC）实施的"高效临床试验患者筛查"（Screening Patients for Efficient Clinical Trial Access，SPECTA）等项目正是为了缩短患者从癌症诊断到获得临床试验资格的时间[13]。患者权益代理人也可以参与到研究中，甚至为临床试验提供资金、招募人员。许多地方性和全国性团体协助寻求参与研究性治疗的患者，查找相关的临床试验并提供支持网络[14]。

癌症诊断和治疗会对患者的心理造成影响，这是有据可查的[15, 16]。地方、国家和国际支持组织可帮助患者应对诊断和治疗所带来的社会、经济、心理与日常生活方面的问题。他们还可以就如何最好地陪伴患者走过抗癌历程向肿瘤专家提供建议。与专项导航员项目和营养学家的紧密联系是用经验知识减少治疗障碍并支持患者的有效方法[17]。

## 本章要点

- 在与患者交谈时，应消除他们对分子图谱检测的误解、过高期望和不确定性。
- 阐述检测的生物学原理、肿瘤遗传学以及将目标生物标志物与特定治疗方案联系起来的潜在机制十分必要。
- 为构建无障碍的沟通，必须使用通俗易懂的语言并提供可视化材料。
- 每次谈话的核心内容都必须是关于接下来会发生什么的详细描述，包括检测的过程、结果的可能性和治疗策略的决定，而且必须尽可能具体，以减少患者的恐惧和过高的期望。
- 讨论分子图谱报告结果以达成共识，并综合评估治疗方案的选项、差别和对生活质量可能产生的影响。
- 为确保给患者准确提供检测结果解析和下一步措施的建议，任何治疗建议不太明确的结果都应首先与病理学家或MTB讨论。
- 满足癌症患者的各种需求最好的办法就是引入相关专业人员。患者权益代理人、专家、同伴/护士导航员、营养学家等都是肿瘤学家和患者在癌症治疗过程中的优秀合作伙伴。

## 参考文献


1. Marcus JD, Mott FE. Difficult conversations: from diagnosis to death. *Ochsner J* 2014; 14: 712−717.
2. Shiradarreh M, Aziza O, Pezo R et al. Patients' and oncologists' knowledge and expectations regarding tumor multigene next-generation sequencing: a narrative review. *Oncologist* 2021; 26: e1359−e1371.
3. Plainlanguage.gov. What is plain language? www.plainlanguage.gov/about/definitions, last accessed 16 August 2022.
4. World Health Organization. Principle: understandable. Use plain language. www.who.int/about/communications/understandable/plain-language, last accessed 16 August 2022.
5. Scheltema E, Reay S, Piper G. Visual representation of medical information: the importance of considering the end-user in the design of medical illustrations. *J Vis Commun Med* 2018; 41: 9−17.
6. Haragi M, Hayakawa M, Watanabe O et al. An exploratory study of the efficacy of medical illustration detail for delivering cancer information. *J Vis Commun Med* 2021; 44: 2−11.
7. Rohrmoser A, Pichler T, Letsch A et al. Cancer patients' expectations when undergoing extensive molecular diagnostics – a qualitative study. *Psychooncology* 2020; 29: 423−429.
8. Best M, Bartley N, Jacobs C et al. Patient perspectives on

molecular tumor profiling: "Why wouldn't you?" *BMC Cancer* 2019; 19: 753.

9. Best M, Butow P, Jacobs C et al. Advanced cancer patient preferences for receiving molecular profiling results. *Psychooncology* 2020; 29: 1533−1539.
10. VanderWalde A, Grothey A, Vaena D et al. Establishment of a molecular tumor board (MTB) and uptake of recommendations in a community setting. *J Pers Med* 2020; 10: 252−261.
11. L. E. K. Consulting; Personalized Medicine Coalition. The evolution of biomarker use in clinical trials for cancer treatments. www.lek.com/insights/sr/evolution-biomarker-use-clinical-trials-cancer-treatments, last accessed 16 August 2022.
12. Bachini M, Moravek C, Lindsey SC et al. The patient perspective to cancer care: aligning physician expectations with patients' wishes. *HPB* 2019; 21(suppl 1): S2.
13. EORTC. What is SPECTA? https://spectaplatform.org/#What-is-SPECTA, last accessed 16 August 2022.
14. Landy DC, Brinich MA, Colten ME et al. How disease advocacy organizations participate in clinical research: a survey of genetic organizations. *Genet Med* 2012; 14: 223−228.
15. Singer S, Hohlfeld S, Mueller-Briel D et al. Psychosocial care for cancer patients. Care provided and requirements. *Psychotherapeut* 2011; 56: 386−393.

16. Lagerdahl ASK, Moynihan M, Stollery B. Exploration of the existential experiences of patients following curative treatment for cancer: reflections from a UK sample. *J Psychosoc Oncol* 2014; 32: 555–575.

17. Bernardo BM, Zhang X, Hery CMB et al. The efficacy and cost-effectiveness of patient navigation programs across the cancer continuum: a systematic review. *Cancer* 2019; 125: 2747–2761.

# 7　挑战与机遇

利用分子生物标志物辅助治疗癌症是一个正在快速发展的医学领域。肿瘤谱分析在为患者提供精准治疗方面显示出了巨大的潜力，但其中依然存在着挑战（表7.1）。好在，不仅仅是研究领域，在医疗基础设施建设、患者宣教和知识共享等方面的努力所带来的机遇也在消解着各种挑战。本章将简要介绍其中的一些挑战和机遇。

表7.1　用于癌症治疗的分子图谱分析所面临的挑战和机遇

| 挑　战 | 机　遇 |
|---|---|
| 分子检测和治疗的经济负担 | 有关保险覆盖和报销的政策变化；<br>关于医疗成本的强化沟通；<br>试验和治疗的财务支持计划。 |
| 可用药靶点数量少 | 实施临床试验主方案设计；<br>国内和国际合作，为临床试验匹配患者；<br>已获批准疗法标准方案外使用的信息分享。 |
| 信息传递瓶颈 | 加强肿瘤学家、病理学家和患者之间的沟通；<br>将MTB带入社区环境；<br>建立从研究到临床的知识共享体系。 |
| 治疗障碍 | 透明的报告机制可以更好地了解治疗障碍；<br>整合新的技术和措施，更快地处理分子和治疗数据；<br>在临床症状恶化阻碍治疗之前进行反应测试，以便更快地实施治疗。 |

## 检测和治疗费用

IASLC对102个国家的医疗保健专业人员进行的一项调查显示，在世界所有地区，无论是发展中国家还是发达国家，检测费用都是分子图谱检测的最大障碍[1]。总共有44%～63%的受访者表示患者能够承担检测费用[1]。尽管晚期癌症患者对分子图谱分析非常感兴趣，但在面对高昂的费用时他们有可能犹豫不决[2]。

癌症治疗的费用也很高，当治疗因经济原因无法实施时，分子图谱检测的意义就减弱了。2018年在欧洲进行的一项研究显示，2005—2018年间仅抗癌药物的成本就增加了2倍，部分原因是使用量增加，部分原因是药物价格上涨[3]。因国家而异，患者需要自付费用的情况并不少见。美国癌症协会报告称，2018年美国癌症患者支付了56亿美元的治疗费用[4]。

患者权益组织在解决癌症治疗费用问题方面发挥了重要作用。他们提供有效的信息和资料，甚至资助研究项目，以确立将关于费用的谈话纳入临床工作流程的最佳做法[5]。他们帮助临床医生和患者了解保险覆盖范围，探索经济援助方案，并寻求不太常见的途径，如制药公司的资助[6]。他们还积极参与制定和推广资助癌症研究的政策，使更多人能够获得包括分子图谱分析在内的高质量医疗服务[7]。例如，美国“抗击CRC”组织在将美国预防服务工作组建议的结直肠癌早期筛查年龄从50岁改为45岁[8]，并在确保医疗保险覆盖早期筛查方面发挥了重要作用。权益组织还帮助癌症患者与政策制定者进行沟通，为他们提供方式方法和最佳方案。

实验室工作流程的优化也有望降低检测成本。根据实验室日程和吞吐量来简化和调整检测方案对检测成本产生了积极影响[9]。除改进分析方法、实施标准化采集之外，简化液体活检采样物流，并引入患者友好的筛查和监测选项，也可以帮助减少财务上的障碍[10, 11]。

## 靶点稀缺

截至2020年12月，FDA和中国国家药品监督管理局已批准

89种小分子靶向抗癌疗法[12]。遗憾的是，这些疗法所针对的致癌通路节点非常有限，相应的生物标志物在成人实体瘤中出现的频率也很低[13]。尽管已发现700多种基因突变与癌症有因果关系[14]，但是事实上，发现与发展癌症靶向疗法，并将其应用于临床是一个艰难而漫长的过程。

传统的将一种治疗方法与一种肿瘤类型匹配的临床试验设计进一步延长了这一过程。如今，许多试验都采用了生物标志物驱动的设计，扩大了癌症类型的范围或受试治疗方法的多样性。在“篮型”试验中，不论其肿瘤部位如何，携带特定生物标志物的参与者都接受特定的治疗；而在“伞型”试验中，同一癌症类型但生物标志物不同的患者将接受不同的治疗。这样，在针对新靶点开发出新型抗癌药物之前，尽可能多地让符合条件的患者可以使用现有的药物。例如，正在进行的靶向制剂和谱系分析使用登记（Targeted Agent and Profiling Utilization Registry，TAPUR）研究涉及美国的100多个临床研究机构，测试FDA批准的靶向疗法在治疗其批准适应证之外的癌症的表现[15]。荷兰的药物再发现协议（Drug Rediscovery Protocol，DRUP）研究也有类似的目的，即测试FDA和EMA批准的疗法在标准方案外使用的情况，同时他们记录和分享从结果中获得的启示。

国内和国际合作也在努力创建连接患者和临床试验的新的基础架构。由欧洲大学附属医院组成的EORTC利用一个集成的临床研究入口SPECTA，以促进对癌症患者的生物样本进行高质量的收集和基因组分析，并将它们与多项正在进行的临床试验相匹配[16]。

## 信息的传递

成功利用分子图谱分析进行癌症治疗的一个关键是，实施治疗的肿瘤学家必须及时了解有关生物标志物的预测和预后能力的详细信息。然而，这个信息传递的时间似乎比预期的要长。参与民意调查的大多数美国社区肿瘤学家都无法将生物标志物与FDA新批准的相应靶向疗法相匹配[17]。这种脱节反映了精准肿瘤学的快速变化，也凸显了从研究到社区诊所简化知识传递的必要性。造成这一问题的原因包括大量互不关联的公共癌症数据库[18]、临床试验结果[19]发布的滞后，以及缺乏关于已知基因组变异的临床相关性和可干预性的统一医疗建议[20]。

排除这些障碍需要采取一种协作的方式，改善与患者接触的医护人员之间的知识传递，审查并调整指南建议以适应当地的医疗环境，并实施快速和标准化检验订单、样本转移和报告交付的策略[21]。这种协作一方面需要病理学家和肿瘤学家之间全面的沟通以避免检测中出现瓶颈、返工或失败；另一个方面是将MTB的行动扩展到社区环境中，因为这不仅可以将分子图谱分析结果转化为治疗建议，还可以提高参与病例审查的医疗专业人员的认知[20]。相关研究积极评价了社区环境中MTB的可行性和影响力[22]，以及进行病例审查时视频会议的使用[23]。

最后，同样重要的一点是，患者的参与对于及时、成功的治疗至关重要，患者是治疗时的合作伙伴。事实上，欧盟建议建立一个全面的基础架构，让科学驱动的创新造福患者，其中包括开发工具以加强临床医生与患者之间的沟通和共同决策[24]。社区肿瘤医生不仅仅是一名主治医生，更是患者在癌症治疗过程中不可或缺的陪伴者。

## 提高治疗率

对于存在可干预突变的患者，并不能保证其使用匹配的靶向疗法。在ProfiLER-01研究中，近2 500名晚期实体瘤患者中有27%被推荐接受靶向治疗，但只有6%的患者接受了治疗。健康状况不佳、疾病进展迅速或无法获得匹配的疗法是导致患者无法接受治疗的部分原因[25]。

大多数接受分子图谱分析的患者存在罹患晚期或转移性癌症、罕见性癌症或预后不良的情况，因此在制定治疗方案期间，他们的临床状况很可能发生恶化。加快审查过程可提高他们接受匹配治疗的机会。反射式检测（见第4章）可能有助于实现这一目标，而社区医生团队与MTB之间更好地沟通也有助于患者更早、更准确地进行转诊。

## 本章要点

- 虽然分子图谱分析检测大大改善了癌症患者的预后，但其广泛应用仍面临挑战。
- 面临的挑战包括检测的经济负担、可干预靶点数量稀缺以及从研究到临床的信息传递瓶颈。然而医疗体系的多层面参与带来了新的机遇，消解着各种挑战。
- 患者权益组织和政府举措在缩小确诊患者与临床试验之间的差距方面发挥了重要作用。
- 经济援助项目以及合适的关于检测和治疗费用的谈话可以帮助患者探索支付分子图谱检测费用的候选方案。

- 目前，不只通过研究，还通过创造性的临床试验设计（如“篮型”试验和“伞型”试验）来解决可干预治疗靶点匮乏的问题，这可扩大在研药物和已获批药物的潜在益处，覆盖更多患者和更多肿瘤类型。
- 肿瘤学家、病理学家和其他医疗保健专业人员之间的合作可以提高知识传递速度，加速和标准化分子图谱分析，满足当地的需求。
- 创新的沟通策略可以将MTB的行动扩展到社区环境中，从而提高分析的价值。
- 要使分子图谱分析成为癌症治疗过程中不可或缺的一部分，开发工具以加强临床医生与患者之间的沟通是当务之急。

## 参考文献

1. Smeltzer MP, Wynes MW, Lantuejoul S et al. The International Association for the Study of Lung Cancer global survey on molecular testing in lung cancer. *J Thorac Oncol* 2020; 15: 1434−1448.
2. Butow P, Davies G, Napier C et al. Assessment of the value of tumor variation profiling perceived by patients with cancer. *JAMA Network Open* 2020; 3: e204721.
3. Hofmarcher T, Lindgren P, Wilking N et al. The cost of cancer in Europe 2018. *Eur J Cancer* 2020; 129: 41−49.

4. American Cancer Society, Cancer Action Network. *The Costs of Cancer*, 2020. www.fightcancer.org/sites/default/files/National%20Documents/Costs-of-Cancer-2020-10222020.pdf, last accessed 16 August 2022.
5. National Patient Advocate Foundation. Cost of care conversations. www.npaf.org/initiatives/cost-of-care-conversations, last accessed 16 August 2022.
6. Triage Cancer. Pharmaceutical assistance programs–prescription drugs. www.triagecancer.org/pharma-assistance, last accessed 16 August 2022.
7. The European Cancer Organization. Bringing molecular tumour diagnostics into real-life daily practice. Report from the European Cancer Summit 2019. www.europeancancer.org/resources/116:report-2019-european-cancer-summit.html, last accessed 16 August 2022.
8. Davidson KW, Barry MJ, Mangione CM et al. Screening for Colorectal Cancer. US Preventive Services Task Force Recommendation Statement. *JAMA* 2021; 325: 1965–1977.
9. Malapelle U, Mayo de-Las-Cases C, Rocco D et al. Development of a gene panel for next-generation sequencing of clinically relevant mutations in cell-free DNA from cancer patients. *Br J Cancer* 2017; 116: 802–810.
10. Russo A, Incorvaia L, Del Re M et al. The molecular profiling of solid tumors by liquid biopsy: a position paper of the AIOM-SIAPEC-IAP-SIBioC-SIC-SIF Italian scientific

societies. *ESMO Open* 2021; 6: 100164.
11. Rolfo C, Mack P, Scagliotti GV et al. Liquid biopsy for advanced NSCLC: a consensus statement from the International Association for the Study of Lung Cancer. *J Thorac Oncol* 2021; 16: 1647−1662.
12. Zhong L, Yueshan L, Xiong L et al. Small molecules in targeted cancer therapy: advances, challenges and future perspectives. *Signal Transduct Target Ther* 2021; 6: 201−249.
13. Bruinooge SS, Sherwood S, Grubs S et al. Determining if a somatic tumor mutation is targetable and options for accessing targeted therapies. *J Oncol Pract* 2019; 15: 575−583.
14. Cancer Gene Census of the Catalogue of Somatic Mutations in Cancer (COSMIC). https://cancer.sanger.ac.uk/census, last accessed 16 August 2022.
15. Mangat PK, Halabi S, Bruinooge SS et al. Rationale and design of the Targeted Agent and Profiling Utilization Registry (TAPUR) study. *JCO Precis Oncol* 2018; 2018: 10.1200/PO.18.00122.
16. EORTC. What is SPECTA? https://spectaplatform.org/#What-is-SPECTA, last accessed 16 August 2022.
17. Singh BP, Britton SL, Prins P et al. Molecular profiling (MP) for malignancies: knowledge gaps and variable practice patterns among United States oncologists. *J Clin Oncol* 2019; 37(15_suppl): 10510.

18. Pavlopoulou A, Spandidos D, Michalopoulos I. Human cancer databases (review). *Oncol Rep* 2015; 33: 3−18.
19. Qunaj L, Jain RH, Atoria CL et al. Delays in the publication of important clinical trial findings in oncology. *JAMA Oncol* 2018; 4: e180264.
20. Gambardella V, Lombardi P, Carbonell-Asins JA et al. Molecular profiling of advanced solid tumours. The impact of experimental molecular-matched therapies on cancer patient outcomes in early-phase trials: the MAST study. *Br J Cancer* 2021; 125: 1261−1269.
21. Cheema PK, Gomes M, Banerji S et al. Consensus recommendations for optimizing biomarker testing to identify and treat advanced EGFR-mutated non-small-cell lung cancer. *Curr Oncol* 2020; 27: 321−329.
22. VanderWalde A, Grothey A, Vaena D et al. Establishment of a molecular tumor board (MTB) and uptake of recommendations in a community setting. *J Pers Med* 2020; 10: 252.
23. Shruti R, Pitel B, Wagner AH et al. Collaborative, multidisciplinary evaluation of cancer variants through virtual molecular tumor boards informs local clinical practices. *JCO Clin Cancer Inform* 2021; 4: 602−613.
24. Berns A, Ringborg U, Celis JE et al. Towards a cancer mission in Horizon Europe: recommendations. *Mol Oncol* 2020; 14: 1589−1615.

25. Tredan O, Wang Q, Pissaloux D et al. Molecular screening program to select molecular-based recommended therapies for metastatic cancer patients: analysis from the ProfiLER trial. *Ann Oncol* 2019; 30: 757–765.

书　　名　简明实体瘤分子图谱
　　　　　Jianming Shitiliu Fenzi Tupu
著　　者　[加] 帕尼特·奇马　[西] 埃琳娜·加拉尔达
　　　　　[加] 布兰登·S.谢菲尔德　[意] 帕斯夸莱·皮萨皮亚
主　　译　王红霞　陈　磊
责任编辑　邬佳媚
装帧设计　彭　亮
出版发行　上海世界图书出版公司
地　　址　上海市广中路 88 号 9–10 楼
邮　　编　200083
网　　址　http://www.wpcsh.com
经　　销　新华书店
印　　刷　杭州锦鸿数码印刷有限公司
开　　本　889 mm × 1194 mm　1/32
印　　张　4
字　　数　105 千字
印　　数　1—1000
版　　次　2025 年 6 月第 1 版　　2025 年 6 月第 1 次印刷
图　　字　09–2023–1164
书　　号　ISBN 978–7–5232–2209–6 / R · 775
定　　价　248.00 元